Indirect Bonding System

IDBS의 이론과 임상

Indirect Bonding System

IDBS의 이론과 임상

저자

Yasuda Yoshitaka

Shirasuka Naoki

Yasuda Yoshihide

역자

류경훈 · 백철호

대한나래출판사

DaehanNarae Publishing, Inc.

Deokwon Bldg. #202
102-65 Yongdu-dong
Dongdaemun-gu
SEOUL 130-820, KOREA
TEL: +82-2-922-0840
FAX: +82-2-922-0841
E-mail: dhpub@chol.com
Website: www.dhpub.com

Title of the original Japanese language edition:
IDBSの理論と臨床
by Yasuda Yoshitaka et al.

Translated into Korean by DaehanNarae Publishing, Inc.

ISBN 978-89-5741-114-8

Printed in Korea

서문

1998년은 저에게 있어서 여러 가지로 의미 있었던 한 해이었다고 생각합니다.

후생성의 요청으로 치과의사가 없는 지역인 西表島의 진료에 파견되었던 해가 그 해 2월로 남쪽의 섬인데도 북서 계절풍이 차가왔던 것에 깜짝 놀랐던 것을 선명하게 기억하고 있습니다. 그곳에서의 1개월의 생활에서 오사카로 돌아온 바로 다음날이라고 생각합니다만, 처음으로 Shirasuka Naoki 선생님께 오사카대학 치학부 교정과에서 개최된 "Hilltop Seminar"에서 indirect bonding법을 배우게 되었습니다. 우물 안 개구리와 같았던 제가 그 강의를 듣고 처음 느꼈던 것은 '뭐가 이리 복잡해!' 라는 것이었습니다. 하지만 강의 내용을 되새기면서 '한 개 한 개의 step마다 의미가 있고, 세세한 공정이 쌓아올려져 장인 정신마저 느끼게 한다.' 라는 감상을 갖게 되었습니다. 그리고 저에게는 행운이었습니다만 高田健治 교수님으로부터 '카시와 치열교정센터에서 테크닉을 마스터하고 오도록!' 명령을 받고 치바현의 카시와에 연수를 받기 위해 갔었습니다. 그 후 오사카대학에서 indirect bonding을 지도하고 indirect bonding에 관한 임상연구를 행하면서 발표까지 하게 된 기회를 얻게 되었던 것도 저에게는 커다란 수확이었습니다.

대학에서 나온 후 "야스다 교정치과에도 indirect bonding을 도입하자"고 생각하고 형님인 야스다 요시히데와 상담하여 다시 Shirasuka 선생님의 기공소에 다니면서 본서에 기재되어 있는 indirect bonding법을 마스터하게 되었습니다. 이 방법은 오사카대학 시절 배웠던 방법보다도 훨씬 더 세밀하고 정밀도도 향상되어 있다고 실감하고 있습니다. 현재에는 새로운 bonding재나 bracket이 발표되더라도 이들에 맞출 수 있는 방법을 Shirasuka 선생님과 이인삼각으로 찾아내고 검토하고 있습니다.

미흡하나마 본서에는 현재 우리가 행하고 있는 "Shirasuka법의 indirect bonding"에 관하여 기술하였습니다. Core를 제작할 때, 그리고 그 core를 사용할 때 우리가 배려하고 있는 사항 등에 관하여 일상의 임상 경험에 근거하여 상세하게 기술하였습니다.

본 서가 "Shirasuka법의 indirect bonding"의 도입을 고려하고 있는 치과의원에 있어서도, core를 직접 제작하시는 staff분들께도, 그리고 임상 현장에서 core를 사용하게 될 staff분들께도 조금이나마 도움이 될 수 있을 거라 확신해 마지않습니다.

2006년 12월 10일

Yasuda Yoshitaka

발간에 덧붙여

약 10년 전에 '교정치료와 indirect bonding법' 이라는 제목의 테크니컬 가이드를 출판했었습니다. 본 서를 끝내고 이 테크니컬 가이드를 다시 읽어보니 이 10년 동안에 indirect bonding용 core에 사용하는 재료의 변화, bonding재의 진화, 새로운 concept의 bracket의 등장 등에 의해 저의 indirect bonding법도 더욱 진화된 것을 느낄 수 있었습니다.

저는 이 indirect bonding법이 좋은 방법이라는 확신을 갖고 시행해왔습니다. 이 10년간 저의 indirect bonding법을 오사카대학 대학원 치학연구과 악안면구강교정학 교실의 교수님이신 高田健治 선생님 및 같은 교실의 조교수이신 保田好隆 선생님께서 "과학" 으로 만들어주시고 본 방법의 우수성을 실증해 주셨습니다. 다시 한번 高田健治 교수님 및 保田好隆 선생님께 마음으로부터 진심어린 감사의 말씀을 전합니다. 앞으로도 새롭게 나오는 재료에 대해서도 대응할 수 있도록 발전시켜 나가리라 생각하고 있습니다.

또한 본 서의 발간에 즈음하여 이런 기회를 주신 동경임상출판의 富久栄治 편집장 및 河野通子씨에게도 감사의 뜻을 전합니다.

2006년 12월 10일

Shirasuka Naoki

역자서문

Indirect bonding은 사용하려는 목적이 무엇이든 간에 교정치료를 임상에서 행하고 있는 모든 교정의, 일반의에게 있어서 뭔가 확실한 솔루션만 있다면 꼭 도입해보고 싶은 시스템 중 하나일 것이다. 지금까지 많은 방법이 소개되어 왔고 또 각각의 방법들이 모두 장단점을 갖고 있지만, 시스템을 표준화시킬만한 확실한 방법은 아직 없으며, 그나마 좀 더 나은 시스템을 아쉬운 대로 사용하고 있는 형편이지 않을까 한다. 또한 막상 좋은 방법일 것 같아서 임상에 도입하여 몇 번 해보다보면 "앓느니 죽지!" 하고 원점으로 되돌아가는 경우도 적지는 않을 것 같다.

이 책에서 소개하는 Shirasuka에 의한 indirect bonding법이 모든 선생님들께 만족을 드릴 확실한 솔루션일지는 역자도 지금은 판단할 수 없다. 이제 막 소개되려고 하고 있는 실정이기에... 하지만 본문에 소개된 오사카대학의 연구처럼 bracket positioning의 재현성과 탈락률에서 우수한 성적을 보여준다면 가장 진화된 솔루션이 될 수 있으리라 생각한다. 아무리 좋은 방법일지라도 익숙하지 않으면 좋은 결과를 얻을 수 없지만, 자기 것으로 만든 우수한 indirect bonding system이 어떠한 가치를 갖는지는 굳이 언급하지 않아도 임상을 행하는 모든 선생님들께서 미루어 짐작할 수 있을 것이다.

진료의 시스템화와 효율화를 위해 indirect bonding system을 적극적으로 도입하려고 하고 계시는 선생님들께도, 인내를 요구하는 indirect bonding system에서 확신을 가질 수 있는 indirect bonding system으로의 전환을 생각하고 계시는 선생님들께도 도움이 될 수 있는 방법이라 생각한다.

류경훈

목차

목차

[이론편]

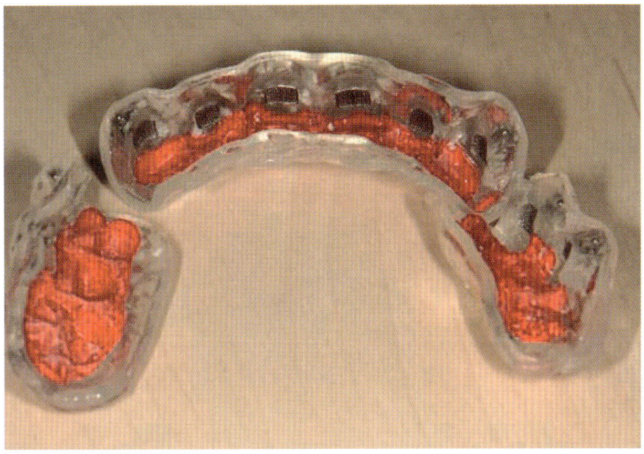

제 1 장

지금 왜 indirect bonding인가?

교정치료를 시행할 때 술자가 스트레스를 받는 경우가 몇 가지 있다. Direct bonding을 환자에게 행하는 경우도 그 중의 하나가 될 수 있을 것이다. 술자는 되도록 빠른 시간에, 그것도 보다 이상적인 위치에 bracket을 장착하지 않으면 안 된다. 스트레스를 받게 되는 것은 이 bracket position의 좋고 나쁨에 따라 치료기간과 결과가 좌우되고, 또한 bonding을 행한 직후 bracket에 wire를 결찰할 때 bracket의 탈락이 일어나기 쉽다는 것을 술자가 충분히 알고 있기 때문에, 경험의 많고 적음에 상관없이 스트레스를 느낄 수 밖에 없는 듯 싶다.

이러한 스트레스를 피할 수 있는 하나의 방법으로 indirect bonding법이 있다. 주지의 사실처럼 이 방법은 환자의 구강 모형상 혹은 setup model상에 bracket을 배치하여(그림 1-1) 이 상태를 정확하게 구강 내로 옮기기 위해 transfer tray를 제작한다. 그리고 이 transfer tray내에 노출되어 있는 bracket base에 bonding재를 바른 후(그림 1-2), tray를 구강 내에 삽입하여 치면에 bracket을 적절하게 압접한 다음, bonding재가 경화되면 bonding이 끝나게 된다(그림 1-3). 때문에 chair side에서 환자의 치아배열이나 교합상태를 관찰하면서 행해야 하는 치밀한 작업은 필요 없게 된다.

1. 과거 indirect bonding법의 문제점

Indirect bonding법은 Silverman 등[1]이 AJO에 소개한 후 30년 이상이 지났다. 하지만 이 방법이 주목을 받기 시작한 것은 최근 수년간이 아닌가 싶다. 그 이유는 과거에 소개된 많은 indirect bonding system에서 시간과 비용을 들여 transfer tray를 제작하였음에도 불구하고 그에 해당하는 성과를 얻지

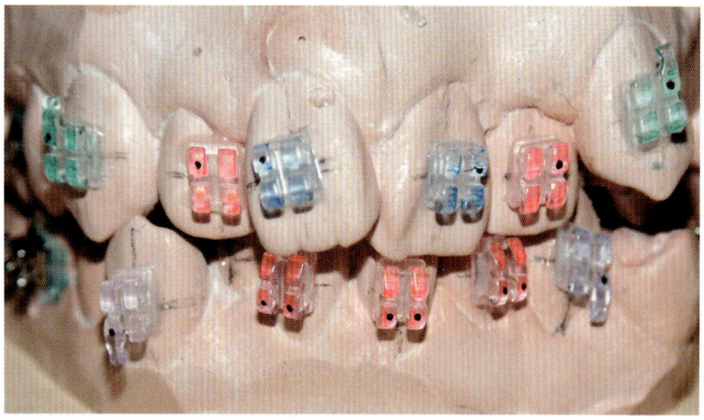

그림 1-1. 구강모형상에 배치된 bracket.

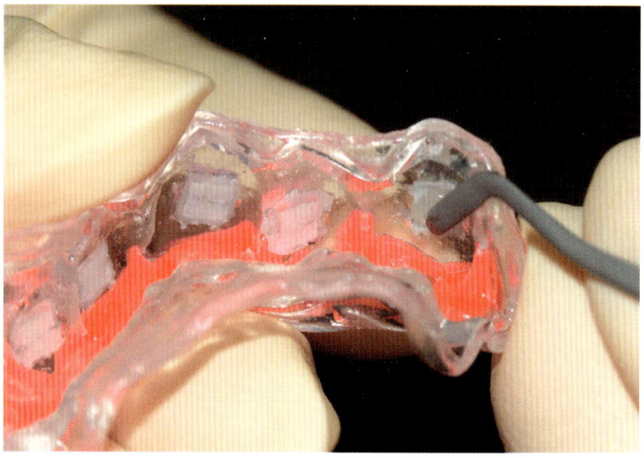

그림 1-2. Transfer tray내에 노출된 bracket base.

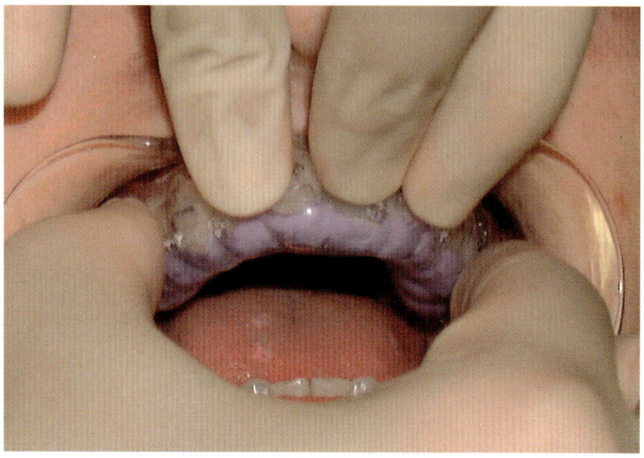

그림 1-3. Transfer tray를 구강 내에 압접.

못했기 때문이다.

구체적으로 다음과 같은 이유를 들 수 있을 것이다.

(1) Transfer tray를 구강 내에서 철거할 때 bracket이 탈락되는 경우가 많았다.

(2) 모형상에 부착한 bracket의 위치가 구강내에서 일견 정확하게 재현된 것

처럼 보여도 실제로는 차이가 발생되어 있었다.

(3) Transfer tray에 사용하는 재료에 의해 bonding 시 사용할 수 있는 재료가 한정되는 경우가 많았다.

이런 이유로 인해 indirect bonding법보다는 차라리 direct bonding법을 사용하는 것이 더 좋은 임상효과를 얻을 수 있을거라고 생각할 수도 있다.

또한 충분한 성과를 얻을 수 없는 system이라면 확실한 성과를 얻을 수 있는 다른 system을 선택하게 되는 것은 당연한 일일 것이다. 필자도 오사카대학 치학부 교정과에 입국한 3년째쯤에 몇 번 indirect bonding법을 시험해 본 적이 있었다. 변명처럼 들릴 수도 있겠지만 당시에는 지금처럼 인터넷으로 간단하게 문헌을 검색하는 것이 안 되는 시기였기 때문에 별다른 기초 조사도 없이 indirect bonding용 transfer tray를 제작하였다.

이 방법은 물엿을 이용하여 환자의 모형에 bracket을 가착한 다음 heavy body type의 불투명한 실리콘 인상재를 이용하여 transfer tray를 제작한 것이다. 이 tray를 이용하여 bonding을 행하였지만 결과는 참담하였다. 일단 transfer tray의 제거가 용이하지 못했다. 어떻게 해서 겨우 transfer tray를 잘라내서 제거를 하긴 했지만 transfer tray를 제거하자 bracket도 같이 탈락되거나 아니면 transfer tray내에 bracket이 남아있는(치아에 접착되지 않았다) 경우가 대부분이었다. 가까스로 치면에 bracket이 붙어있던 것은 모형상에 설치한 위치와 전혀 다른 위치에 부착되어 있었다. 결국 치면에 남아있던 모든 bracket을 제거하고 direct bonding법으로 bracket의 접착을 완료했다.

이 후로 indirect bonding system은 필자의 머릿속에서 잊혀지게 되었다. 덧붙여서 말하면 이것과 유사한 방법은 Proffit 교수도 책에서 소개[2,3]하고 있다. 하지만 이 2권의 책에서 소개한 indirect bonding의 내용은 같은 것이다. 이 방법은 예를 들어 4전치에 국한된 부위에서 최적의 실리콘 인상재를 사용하면 쉽게 행할 수 있는데, 구치부에서 이 방법을 사용하기에는 transfer tray의 제거가 곤란하여 저자들은 어려운 방법이라고 생각한다.

종래의 이 방법을 사용하는 경우 아래의 설명을 참고로 전치부에 한해서 행한다면 필자(실은 필자의 환자)와 같은 비참한 경험을 피할 수 있으리라 생각한다.

(1) 모형에 bracket을 가착할 때 적절한 접착재를 사용한다. Transfer tray가 완성된 때에는 bracket base에 접착재의 성분이 남지 않도록 주의한다.

(2) 견고성, 투명도 및 양 등에 있어서 적절한 실리콘 인생재를 transfer tray로 사용한다.
(3) Transfer tray를 제거할 때에는 환자의 연조직에 상처를 내지 않도록 세심한 주의를 기울인다.

2. 교정재료의 문제를 해결하는 진화된 indirect bonding 법(Shirasuka법)

이와 같이 과거의 indirect bonding system은 direct bonding법과 비교하였을 때 치료효율이 낮았던 것은 사실이다. 그러나 문헌검색(Pub Med)에서 'indirect bonding법'과 '교정치료'를 키워드로 입력하면 최근 5년간 100건이 넘는 논문이 제출되어 있는 것을 볼 수 있다. 이들 논문이 지적하는 바와 같이 현재의 indirect bonding system은 과거의 system에 비해 훨씬 더 뛰어남을 알 수 있다.

그 이유 중의 하나로 현재의 indirect bonding system의 구성재료가 과거의 system에서 사용했던 재료와 비교하였을 때 눈부시게 진화된 것을 들 수 있다(그림 1-4, 1-5). 이 때문에 indirect bonding system의 '효율'이 향상된 것은 명백한 사실이다. 여기에서 말한 '효율'이란 bonding에 필요한 시간의 대폭적 단축, bracket 탈락의 감소, psitioning의 재현성 향상 및 접착강도의 향상 등을 들 수 있다.

또한 sliding technique 등의 보급에 의해 보다 적절한 위치로의 bonding이 필요하게 된 것도 하나의 이유가 될 수 있다.

또 하나의 다른 이유는 과거에서 현재에 이르기까지 많은 선생님들이 보다 좋은 indirect bonding system을 찾아서 끝없는 연구를 행한 결과이지 않을까 생각된다.

현재, 아래에 기술한 문제들이 교정의가 안고 있는 당면 과제라고 생각한다.
(1) 가능한 한 효율이 높은 치료를 행하여 환자와 양호한 관계를 유지한 상태로 치료를 종료하고 싶다.
(2) 환자수의 증가에 대응하지 않으면 안 된다.
(3) 더 많은 환자 확보를 위해 환자에 대한 서비스의 향상을 도모할 필요가 있다.

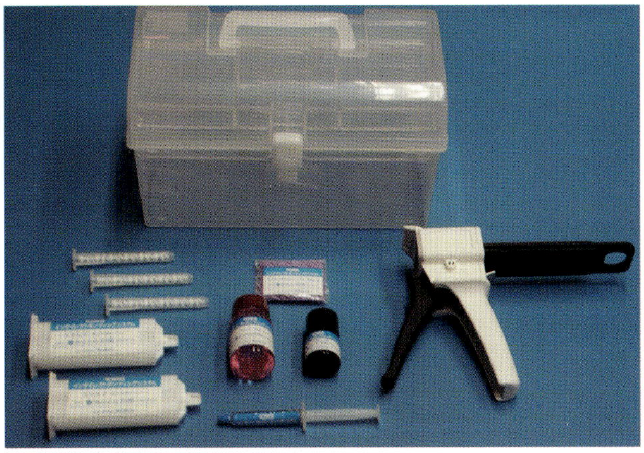

그림 1-4. Emiluma indirect system(complete kit).
- Emiluma 48ml×2
- 실리콘 분리재 10ml
- mixing tip
- 분리재
- occlusal stopper
- mixing gun
- semi adhesive(전용케이스 포함)

(자료제공: Shofu)

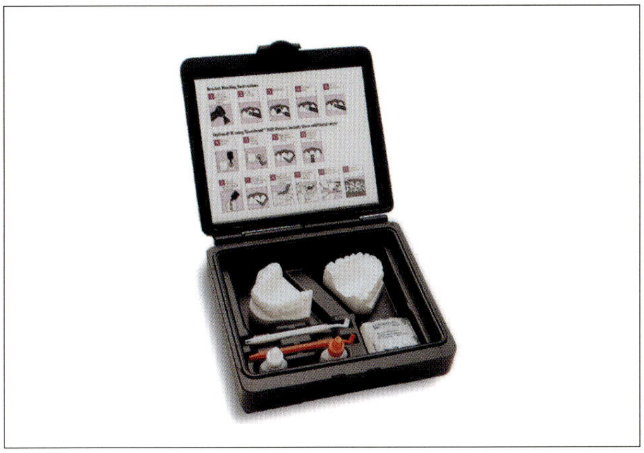

그림 1-5. Sondhi rapid set indirect bonding adhesive kit.
- resin A 10ml
- resin B 10ml
- dispensing well
- brush holder
- brush tip
- technical video(VHS)
- light guard box 포함(전용케이스 포함)

(자료제공: 3M Unitek)

(4) 술자와 보조자의 부담을 경감해야 한다.

(5) 다른 병의원과의 차별화를 도모해야 한다.

이러한 문제를 해결하는 방법으로써 보조자를 늘리는 것 외에 지금까지 행해온 direct bonding system을 '효율'이 향상된 새로운 indirect bonding system으로 바꾸는 것도 하나의 선택지로써 주목받기 시작한 것이다. 그리고 attachment의 위치설정의 중요성에 대한 인식 또한 높아져서 최근 소개되고 있는 indirect bonding system에서는 이러한 요구에 대해서도 부응할 수 있게 되었다.

3. Indirect bonding법에 대해 높아지는 관심

Web site에서는 indirect bonding을 도입한 교정치과의원이 하나의 차별화된 특색으로 홈페이지를 방문한 사람에게 어필하고 있는 것을 심심찮게 볼 수 있다.

일본교정치과학회 학술대회에서도 최근 수년간 새로운 indirect bonding system의 소개와 round table discussion의 테마로써 indirect bonding이 다뤄지고 있다. 또한 교정전문잡지에도 새로운 indirect bonding system의 소개논문[4]이 게재되어 있던 것도 오래전의 일이 아닌데, 이러한 것들이 교정치료를 행하는 선생님들의 관심의 고조를 나타내는 것이 아닌가 생각한다.

우리들은 과거에 몇 번 'Shirasuka에 의한 indirect bonding법' 의 특징 및 장점, core의 제작방향 및 chair side에서의 core 조작방법 등에 관하여 소개[5-11]해왔다. 그리고 과거의 보고에 구애받지 않고 우리들의 의식을 개혁하여

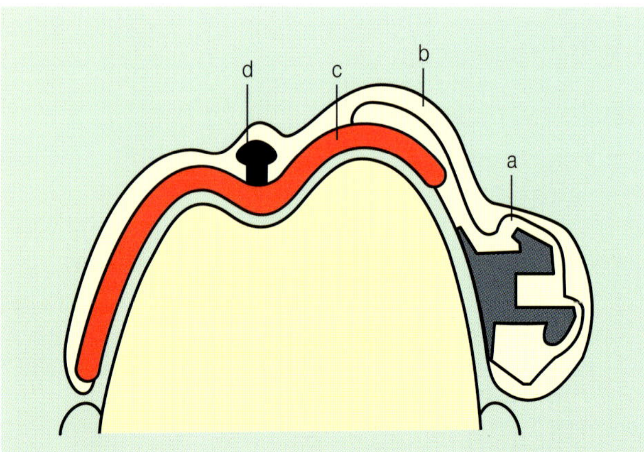

그림 1-6. 3층 구조의 transfer core의 모식도.
a: 1차 core
b: 2차 core
c: occlusal stopper
d: occlusal stopper와 2차 core의 결합을 위해 부여된 rest

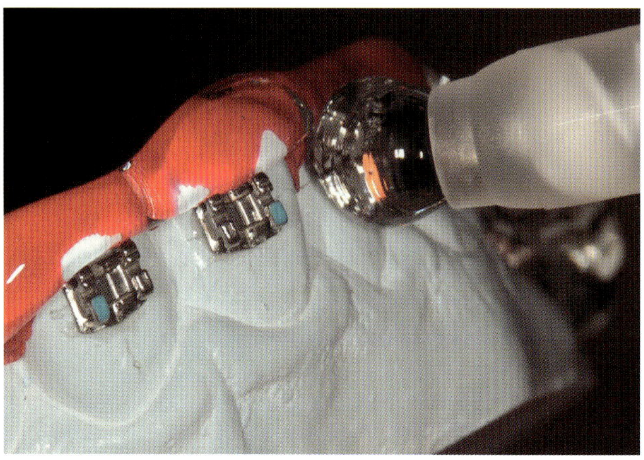

그림 1-7. 실리콘 인상재 "Emiluma"를 이용한 1차 core의 제작. "Emiluma"는 Shirasuka가 indirect bonding법을 위해 고안한 것으로 매우 유연하여 핀셋이나 explorer 등으로 간단하게 구강내에서 제거할 수 있다.

새로운 재료를 transfer tray의 구성재료로 선택함으로써 종래의 'Shirasuka에 의한 indirect bonding법' 이 진화되어 왔다.

그림 1-6~1-8은 그 진화한 Shirasuka법을 상징하는 대표적인 그림이다.

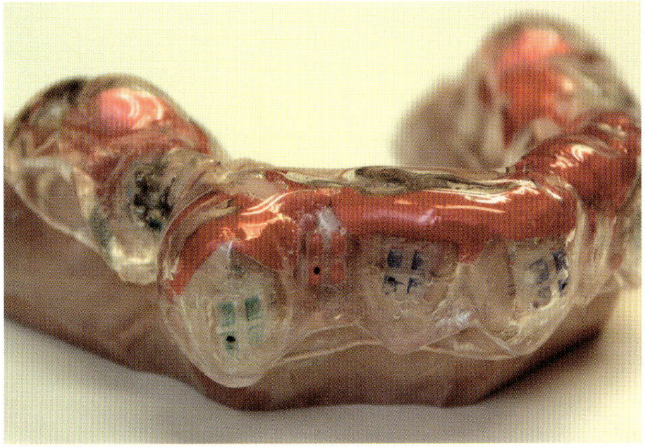

그림 1-8. Shirasuka법에 의한 transfer tray의 완성.

참고문헌

1) Silverman, E., Cohen, M., Gianelly, A. A. and Dietz, V.S.: A universal direct bonding system for both metal and plastic brackets. Am. J. Orthod. 62 (3) : 236−244, 1972.
2) 高田健治訳：プロフィトの現代歯科矯正学, クインテッセンス出版：297−299, 1989.
3) 高田健治訳：新版プロフィトの現代歯科矯正学, クインテッセンス出版：399−402, 2004.
4) 田中 巽, 上運天 修, 上ノ堀七恵：コア1枚法によるインダイレクト・ボンディング・システムの紹介, 矯正歯科ジャーナル 20(9)：79−82, 2004.
5) 白須賀直樹, 小野瀬正浩：矯正治療とインダイレクトボンディング−理想的な噛み合わせを得るために−, 歯界展望 86(2)：361−376, 1995.
6) 白須賀直樹：インダイレクトボンディングストーリー, デンタルダイヤモンド, 22(4), 129−138, 1997.
7) 白須賀直樹, 小野瀬正浩：矯正治療とインダイレクトボンディング法, 株式会社松風：1−44, 1997.
8) 保田好隆, 白須賀直樹, 高田健治：インダイレクトボンディング法−誰でもできるブラケットポジショニングと効率性を求めて−, ザ・クインテッセンス, クインテッセンス出版, 20(11)：83−92, 2001.
9) 保田好隆, 白須賀直樹, 高田健治：インダイレクトボンディング法の実際−誰でもできるブラケットポジショニング−, ザ・クインテッセンス, クインテッセンス出版 21(1)：187−198, 2002.
10) 保田好隆, 高田健治, 白須賀直樹：インダイレクトボンディング法, デンタルエコー, 株式会社松風, 京都 130：34−39, 2003.
11) Yasuda, Y., Yang, H. C., Yanagi, M. and Takada, K.：Indirect bonding method in the Osaka University, Orthodontics in the 21st Century, 大阪大学出版会：204−205, 2003.

제 2 장

Indirect bonding법의 변천

1970년대 전반에서부터 현재에 이르기까지 indirect bonding에 관한 수많은 논문이 발표되어 왔다. 그 내용은 bracket을 transfer하기 위한 core의 구조와 재료에 관한 것, bracket을 모형에 가착할 재료에 관한 것, indirect bonding법에 있어서의 접착강도, indirect bonding법과 direct bonding법을 비교한 것 등이 있었다. 이 모든 것을 소개하는 것은 불가능하므로 몇 개의 논문으로부터 indirect bonding법의 변천에 대해 소개하고자 한다(표 2-1).

1. 선구자의 창의와 고안

Silverman과 Cohen이 1972년에 발표한 논문[1]에 실린 indirect bonding법에서는 모형상에 bracket을 접착성 cement로 고정하고 그 위에 플라스틱을 가압하여 transfer용 core를 제작하였다.

그리고 그들이 1974년에 발표한 논문[2]에서는 "Placement of unbanded brackets on the teeth has probably been the dream of all ortodontists"라고 기술하여 당시의 교정 사정을 짐작할 수 있게 해준다.

또한 Newman[3]은 Silverman 등의 방법을 개선하여 아래와 같은 indirect bonding법을 상세하게 소개하였다.

우선 모형상에 bracket의 위치를 표시한 다음 Duco cement(아세톤 비틸 알데하이드 용제를 주성분으로 하는 접착재)를 이용하여 bracket을 고정한다. 모형의 표면과 bracket에 분리재를 도포한 다음 분젠버너(Bunsen burner)로 연화시킨 폴리에틸렌 플라스틱(상품명: Vanguard)을 물에 적신 tissue paper를 이용하여 압접한 다음 흐르는 물로 transfer용 core를 식힌 후에 가위로 여분의 폴리에틸렌 플라스틱을 잘라낸다. 구강내 조작에서는

표 2-1. Indirect bonding법의 변천

고안자(논문발표자)	개요
Silverman/Cohen	모형상에 bracket을 접착성 cement로 고정. 플라스틱을 가압한 transfer용 core를 사용
Silverman/Cohen	발표논문: Placement of unbanded brackets on the teeth has probably been the dream of all orthodontists
Newman	Silverman 등의 방법을 개선. 구강내 조작은 bonding재의 경화 후 드라이어로 폴리에틸렌 플라스틱을 제거
Brandt 외	실리콘 인상재를 이용한 transfer용 core를 소개
Zachrisson 외	bracket의 가착재로 "caramel candy: Sugar Daddy"를 사용
Aguirre 외	실리콘 인상재는 다르지만 Zachrisson 등과 같은 방법 소개
Moshiri 외	2mm 두께의 바이오프라스트로 제작한 core를 사용하고 수용성의 bracket 가착재를 소개
Ronald 외	2층 구조의 core를 고안. 가착재로 bracket base에 붙어있는 레진을 사용
Sondhi 외	Ronald 등과 같은 indirect bonding법을 사용. bracket의 hook 형태의 undercut을 wax로 block out함과 동시에 core의 두께를 얇게 했다.
Koga 외	2층 구조의 내측의 재료로 Emiluma(실리콘 인상재)를 사용한 transfer용 core를 사용.
Shirasuka Naoki	3층 구조의 transfer 용 core(Shirasuka 법)를 고안

bonding재가 경화되고 난 다음 드라이어를 이용하여 폴리에틸렌 플라스틱을 제거하는 것이 특징적이다.

한편 Brandt 등[4]은 1975년에 실리콘 인상재를 이용한 transfer용 core를 소개하였다. 이 논문에서 band 고정 bracket에 stainless steel mesh를 붙여서 자가제작 bond용 bracket을 제작했던 것에 놀랐던 기억이 있다. 이들 bracket을 이용하여 모형상에 위치를 결정하게 되는데, 그 때 사용한 가착재가 카페트 샵에서 팔고 있었던 양면 테이프였다. Core의 재료로는 퍼티타입의 실리콘 인상재(Optosil: Bayer Leverkusen)를 사용하였다.

또한 이 논문에서는 Optosil이 undercut 부위에 흘러들어가도 core를 작업모형으로부터 용이하게 제거할 수 있다는 점과 제작에 시간이 오래 걸리지 않은 점을 들어 indirect bonding을 행하는 데 있어서 이상적인 재료라고 결

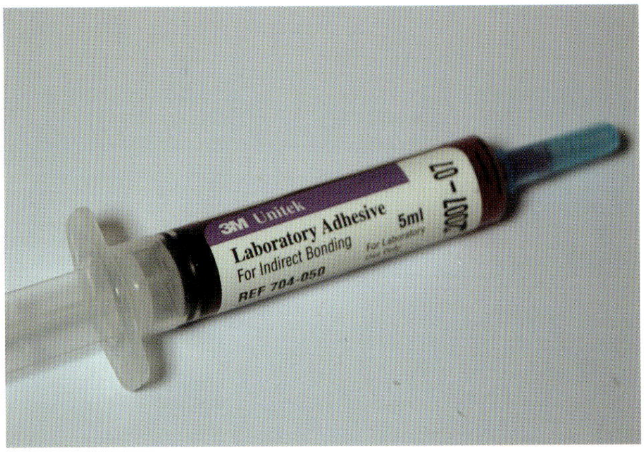

그림 2-1. 수용성 bracket 가착재 "Laboratory Adhesive".

론짓고 있다.

또한 Zachrisson 등[5]은 1978년에 bracket을 모형에 고정하는 가착재로 "caramel candy: Sugar Daddy(ORMCO Co. Nabisco Confections)"를 사용하고, core 재료로는 Brandt 등과 같이 퍼티타입의 실리콘 인상재 Optosil을 사용한 방법을 소개하였다.

Aguirre 등[6]도 사용한 인상재(Citricon: Sybron)는 틀리지만 Zachrisson 등과 같은 방법을 소개하고 있다.

Moshiri 등의 indirect bonding법에서는 2mm 두께의 연질 plate인 바이오프라스트로 제작한 core를 사용하고, 수용성의 bracket 가착재(그림 2-1)(Laboratory Adhesive: 3M Unitek)를 소개하였다. 그리고 당시 사용하고 있던 가착재에 관하여 다음과 같이 고찰하였다.

(1) Sticky wax를 이용한 경우: 모형으로부터 transfer tray를 제거할 때 bracket이 모형상에 남는 경우가 있기 때문에 이것을 방지하기 위해서 sticky wax를 녹일 필요가 있다.

(2) Sticky wax나 "caramel candy" 등의 가착재는 열에 매우 약하기 때문에 가압성형기 Biostar를 사용할 때 발생하는 열에 의해 bracket의 위치 변화가 발생하는 경우가 많다.

2. 2층 core에 의한 bracket 탈락 trouble의 회피

이상에서 소개한 플라스틱 혹은 실리콘 인상재 단독의 transfer용 core는 제작이 용이하고 시간이 오래 걸리지 않는 장점이 있다. 그러나 플라스틱을 사용한 경우나, 당시의 실리콘 인상재를 사용한 경우 모두 구강내에서 core를 철거할 때 bracket이 탈락하는 빈도가 높았다.

실리콘 인상재를 사용한 경우 tray의 두께를 균일하게 하는 것이 불가능하기 때문에 bonding 시 bracket에 가해지는 압력이 불균일해진다고 생각할 수 있다. 또한 당시의 실리콘 인상재는 불투명했기 때문에 올바른 방향에서 bracket을 치면에 압접하는 것이 어려웠으리라 짐작할 수 있다. 게다가 core 자체가 변형되기 쉬웠기 때문에 bracket의 장착 위치가 작업모형상의 장착 위치와 틀려질 수밖에 없었다.[8,9]

이러한 결점을 보완하기 위해 Ronald 등[10]은 2층 구조의 core를 고안하여 발표하였다. 그들은 APC bracket(3M Unitek)을 이용하여 indirect bonding을 행하였다. 가착재로는 bracket base에 부착되어 있는 레진을 사용하였는데, 위치를 결정하고 난 다음 중합하여 고정시켰다. 이 위에 2mm 두께의 소프트 바이오프라스트를 덮고, 그 위에 1.5mm 두께의 딱딱한 아크릴 스프린트용 재료로 커버하였다. 구강내에 장착할 때에는 전용의 APC primer(3M Unitek)를 이용하여 광조사를 행하여 접착시켰다. 또한 이 논문에서는 파노라마를 보고 치축을 확인하면서 bracket positioning을 행하도록 지시하고 있다.

Sondhi[11]는 Ronald 등과 마찬가지로 APC bracket을 이용하여 indirect bonding을 행하였다. 그러나 Ronald 등과 다른 점은 bracket에 있는 hook 형태의 undercut을 wax를 이용하여 block out 해두는 것과 core 재료의 두께를 얇게 한 것이다. 이것은 core를 구강내에서 철거할 때 발생하는 bracket의 탈락을 최소화하기 위한 장치였다.

이들 방법은 광중합 타입의 bonding재나 primer를 사용할 수 있었기 때문에 조작시간의 단축을 도모할 수 있었다. 2층 구조 내측의 유연한 sheet는 bracket을 잡고 외측의 딱딱한 플라스틱 sheet는 transfer용 core의 변형을 방지하는 목적으로 사용되었다. 따라서 단일 재료의 core와 비교하여 bracket positioning의 재현성을 높일 수 있었다.

이의 영향으로 Koga 등이 고안한 2층 구조의 내측 재료로 Emiluma(그림

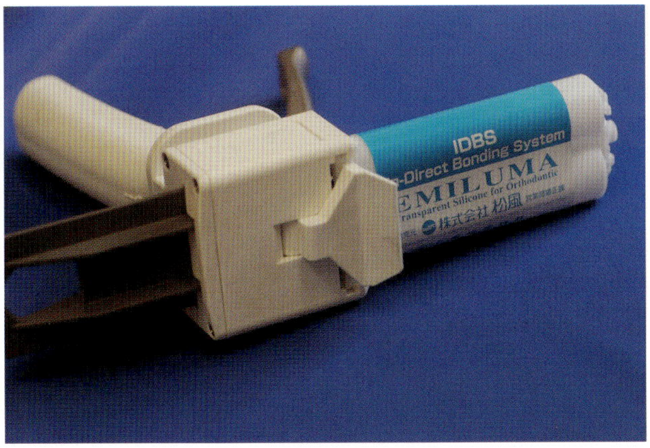

그림 2-2. 실리콘 인상재 "Emiluma"와 mixing gun.

2-2)(Shofu)를 이용한 transfer용 core가 Ortho Kinetics Corporation의 홈페이지에 소개되었다.

Ronald 등[11]은 접착 시의 방습이 충분히 이루어지도록 core의 설측 형태에 매우 주의하도록 지시하고 있다. 또한 2층 구조의 외측 core를 제작할 때 과도한 압력이 가해지게 되므로 bracket의 탈락이나 positioning의 변화가 발생하기 쉽다고 결론지었다.

3. 3층 구조의 transfer용 core(Shirasuka법)의 출현

이러한 결점을 보완하기 위하여 Shirasuka 등은 3층 구조의 transfer용 core(Shirasuka법)를 고안[8,9,12,13]하였다. Shirasuka법의 core의 제작방법은 4~5장에서 소개하므로 여기에서는 그 특징만을 기술하도록 하겠다.

1장 그림 1-6의 모식도와 같이 Shirasuka법의 core는 occlusal stopper, 1차 core, 2차 core의 3중 구조로 되어 있다. Occlusal stopper는 모형상에서 행한 bracket positioning을 보다 정확하게 구강내에 재현하기 위해 제작된다.

1차 core는 bracket을 유지시키기 위해 제작한다. 재료로는 Shirasuka 등이 직접 개발한 무색투명의 실리콘 인상재 Emiluma를 사용한다. 2차 core는 core 전체를 일체화시켜 1차 코어의 변형을 방지할 목적으로 제작한다.

Shirasuka법은 다른 indirect bonding 방법과 비교하여 기공과정의 step이 많고 번잡하지만, 모형상의 bracket position을 구강내에 보다 정확하게 재현해 낼 수 있다고 여겨진다. 또한 positioning 종료 후에 core를 단시간에 용이하게 분리해 낼 수 있다. 때문에 기존의 core에서 발견된 문제점인 구강 내로부터 철거 시 발생하기 쉬운 bracket의 탈락을 최소화 할 수 있다. 또한 이 방법에서는 core에 bonding재가 빠져나가는 길이 마련되어 있어서 여분의 bonding재가 방출되도록 설계되어 있다.

종래의 Shirasuka법의 보고에서는 수용성의 가착재(그림 2-3)(Semiadhesive: Shofu)를 사용하였다. 물론 현재에도 사용하고 있지만, Shirasuka 선생님께 core의 제작을 의뢰하는 선생님들의 요구에 의해 광중합레진을 가착재로 사용하는 경우도 있다.

또한 bonding재도 종래의 보고에서는 화학중합타입이 최적이라고 되어 있으나 현재는 core의 형태를 변화시킴으로써 4META/MMA-TBB레진인 Superbond(Sun Medical)(그림 2-4)나 광중합, 화학중합의 어떤 접착재도 사용가능하게 되었다. 상세한 것은 후에 기술하도록 하겠다.

본 장에서는 가착재나 core에 사용하는 재료에 관하여 개략적으로 소개하

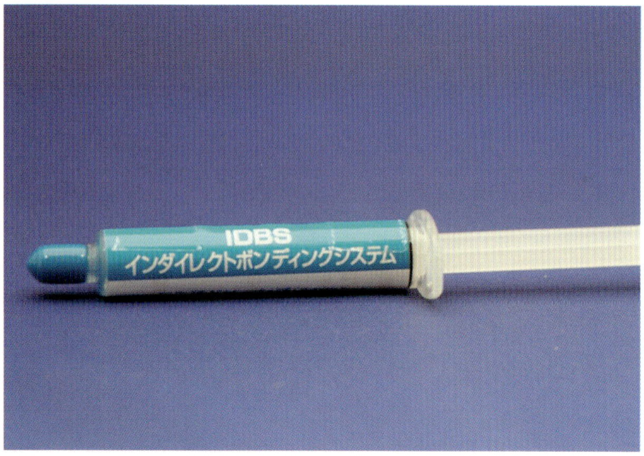

그림 2-3. 수용성 가착재 "Semiadhesive".

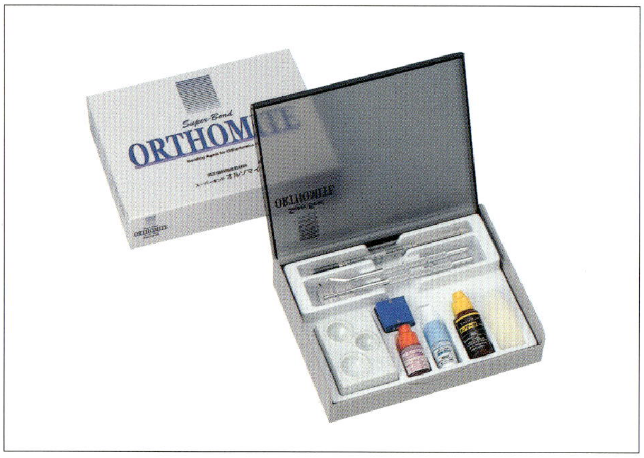

그림 2-4. 4META/MMA-TBB 레진 "Superbond Orthomite".
4META를 포함함으로써 장기간 안정된 접착력을 발휘한다.
- 표면처리재 3ml
- monomer액 10ml
- catalyst 0.7ml
- polymer 2g
- 붓
- dappen dish
- sponge

(자료제공: Sun Medical)

였다. 원고를 정리하면서 선배 선생님들이 당시의 최고의 재료를 선택하여 진료의 효율을 향상시키기 위해 노력했음을 엿볼 수 있었다.

참고문헌

1) Silverman,E., Cohen,M., Gianelly, A.A. and Dietz, VS. : A universal direct bonding system for both metal and plastic brackets, Am.J.Orthod. 62(3) : 236−244, 1972.
2) Silverman,E. and Cohen,M. : Current adhesives forindirect bracket bonding, Am.J. Orthod. 65(1) : 76−84, 1975.
3) Newman,G.V. : Direct and indirect bonding of brackets, J Clin Orthod. 8(5) : 264−272, 1974.
4) Brandt,S, Servoss,J.M, Wolfson,J. : Practical methods of bonding direct and indirect, J. Clin,Orthod. 9(10) : 610−635, 1975.
5) Zachrisson,B.U. and Brobakken, B.O. : Clinical comparison of direct versus indirect bonding with different bracket types and adhesives, Am. J. Orthod. 74(1) : 62−78, 1978.
6) Aguirre,M.J., King,G.J. and Waldron, J.M. : Assessment of bracket placement and bond strength when comparing direct bonding to indirect bonding techniques, Am.J. Orthod. 82(4) : 269−276, 1982.
7) Moshiri, F. and Hayward,M.D. : Improved laboratory procedure for indirect bonding, J. Clin. Orthod. 13(7) : 472−473, 1979.
8) 保田好隆, 白須賀直樹, 高田健治(2001) : インダイレクトボンディング法−誰でもできるブラケットポジショニングと効率性を求めて−,. ザ・クインテッセンス, クインテッセンス出版, 東京, 20(11) : 83−92, 2001.
9) 保田好隆, 白須賀直樹, 高田健治(2002) : インダイレクトボンディング法の実際−誰でもできるブラケットポジショニング−, ザ・クインテッセンス, クインテッセンス出版, 東京, 21(1) : 187−198, 2002.
10) Ronald, B., Cooper,N.A and Sorenson. Jr. : Indirect bonding with adhesive precoated brackets, J. Clin. Orthod. 27(3) : 164−167, 1993.
11) Sondhi, A. : Efficient and effective indirect bonding, Am. J. Orthod. 115(4) : 352−359, 1999.
12) 白須賀直樹, 小野瀬正浩 : 矯正治療とインダイレクトボンディング−理想的な噛み合わせを得るために−, 歯界展望, 86(2) : 361−376, 1995.
13) 白須賀直樹, 小野瀬正浩 : 矯正治療とインダイレクトボンディング法, 株式会社松風 : 1−44, 1997.

제 3 장

Indirect bonding법(Shirasuka법) vs direct bonding법

1970년대 전반부터 여러 가지의 indirect bonding법에 관한 많은 논문이 발표되었다. 필자가 임상에 실제로 적용하고 있는 Shirasuka에 의한 indirect bonding법을 임상가가 임상에 도입할 것인지를 결정하는 데 있어서는 direct bonding법 혹은 과거에 발표된 indirect bonding법과 비교하여 다음의 (1)~(4)에 나타난 바와 같은 '치료효율의 향상' 을 도모할 수 있어야 한다는 조건이 필요하다. 물론 (5)도 중요한 요소가 된다.

(1) Chair time이 단축된다.
(2) Bracket의 탈락률이 낮다.
(3) 모형상에서 행한 bracket positioning의 재현성이 높고, 다른 술자 간에서도 같은 결과를 얻을 수 있다.
(4) Chair side에서 양호한 조작성을 갖고 있어야 한다.
(5) Indirect bonding용 core의 제작이 용이해야 한다.

교정치료에 임하고 있는 많은 임상가가 아직도 direct bonding법을 행하고 있다. 그러한 임상가의 의식을 조금이라도 변화시켜 보고자 소타이틀로 내세운 바와 같이 'indirect bonding법(Shirasuka법) vs direct bonding법'에 대해 검증해보고자 한다.

1. Chair time의 단축

우선 indirect bonding법의 장점의 하나인 chair time의 단축에 관하여 문헌을 통해 검증해보도록 하겠다(그림 3-1).

Shirasuka법에 의한 indirect bonding법은 아니지만 Aguirre 등[1]에 의해

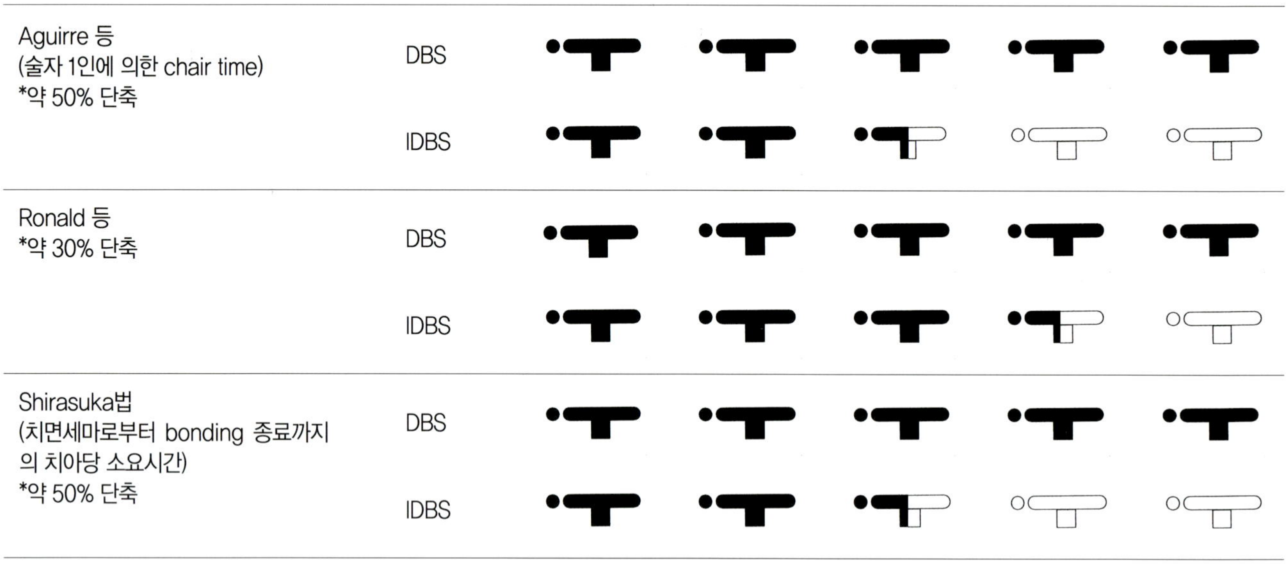
Aguirre 등
(술자 1인에 의한 chair time)
*약 50% 단축
DBS
IDBS
Ronald 등
*약 30% 단축
DBS
IDBS
Shirasuka법
(치면세마로부터 bonding 종료까지
의 치아당 소요시간)
*약 50% 단축
DBS
IDBS

그림 3-1. Chair time의 단축 예(direct bonding법을 100으로 한 경우 indirect bonding법의 chair time의 단축률).

약 20년 전에 보고된 논문에 의하면 진료보조자 없이 주치의 1인이 direct bonding법을 행하는 경우 약 42분이 걸리지만, 같은 조건에서 indirect bonding법을 행한 경우에는 약 24분이 걸렸다고 보고하고 있다. 결과적으로 indirect bonding법을 행한 경우가 direct bonding법을 행한 경우보다 40% 이상 소요시간이 단축되었다고 보고하고 있다.

또한 지금으로부터 10년 전에 Ronald 등[2]도 indirect bonding법(Shirasuka법은 아님)을 행한 경우가 direct bonding법을 행한 경우보다 소요시간이 30% 단축되었다고 보고하고 있다.

화학중합의 bonding재와 35% 인산에칭재를 이용하여 Shirasuka법에 의한 indirect bonding법을 행한 경우, 치면세마로부터 레진이 경화되어 bonding이 종료되기까지의 시간은 치아당 약 60초라고 AAO와 일본교정치과학회 등에 보고하였다.

반면, 같은 조건에서 direct bonding법을 행한 경우 치면세마로부터 레진이 경화되어 bonding이 종료되기까지의 시간은 치아당 약 125초로, indirect bonding법을 이용하는 경우가 direct bonding법을 이용하는 경우보다 약 50%($P<0.001$) chair time이 단축된다고 결론짓고 있다.

이 결과는 direct bonding에서는 bracket의 position을 결정하기 위하여 보다 많은 시간이 필요함을 시사한다고 생각한다.

본 검증에 광중합 타입의 bonding재를 사용하는 경우 bracket

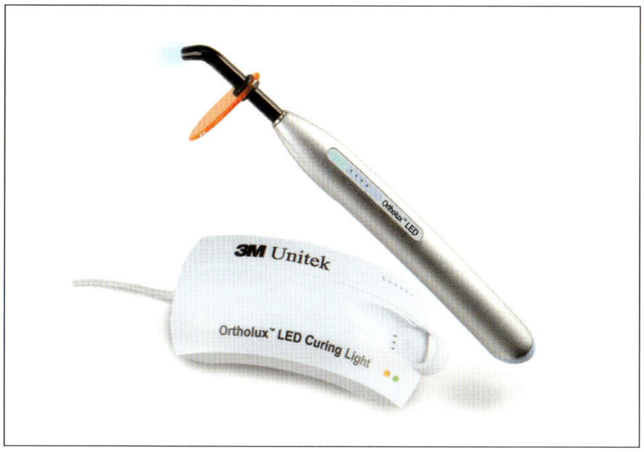

그림 3-2. Ortholux LED 광중합기(3M Unitek).

positioning을 행할 때 bonding재의 경화시간에 여유가 있기 때문에 오히려 머뭇거리다가 chair time이 연장되는 것을 예상할 수 있다.

Shirasuka법을 검증한 결과 이론상으로는 편악 10개의 치아에 indirect bonding법을 적용한 경우 direct bonding법을 행한 경우와 비교하여 10분 50초의 시간이 단축된다. 예를 들어 환자 10명의 상하악 치아에 bonding을 행하면 3시간 36분 40초의 chair time의 단축이 일어난다. 만약 100명의 환자에게 bonding을 행한다면……. 이 단축된 시간에 얼마나 더 많은 환자를 더 진료할 수 있게 되고 얼마나 더 충실한 진료를 행할 수 있게 될까 생각해 보라.

또한 동시에 우리는 진료실에서 아래와 같이 chair time의 효율화를 꾀하고 있다.

(1) Selt etching primer를 사용하여 빠르게 bonding을 종료시킨다.

(2) 광중합형 bonding재와 고출력의 플라즈마 조사기 혹은 Ortholux LED 광중합기(그림 3-2)를 사용한다.

2. Bracket의 탈락률

Chair time의 단축이 일어났다 하더라도 bracket이 확실하게 치면에 bonding 되어 direct bonding에서의 탈락률과 동일한 혹은 그보다 더 낮은 탈락률을 보이지 않는다면 indirect bonding법의 가치는 인정할 수 없게 된다.

전술한 Aguirre 등[1]의 논문에 의하면 bonding 후 약 6개월 이내의 탈락률은 indirect bonding법에서는 4.5%, direct bonding법에서는 5.3%로 유의

한 차이는 인정할 수 없었다고 보고하고 있다. 최근의 보고에서는 indirect bonding법(Shirasuka법은 아님)의 경우 2% 이하[3,4]라는 보고도 있는데 이전의 indirect bonding법과 비교하여 탈락률의 저하를 짐작할 수 있다. 또한 최근의 direct bonding법에서의 탈락률이 6% 전후[5~8]라고 보고되고 있기 때문에 indirect bonding법의 탈락률이 낮다고 인정할 수 있다.

Shirasuka법에 의한 indirect bonding법을 행한 경우[5,6] bonding 후 6개월 이내의 탈락률은 2.2%로 direct bonding법과 비교하여 낮은 탈락률을 보이고 있다. 부위별로 보면 direct bonding의 경우 상하 좌우의 차이는 없으나, 소구치부는 전치부와 비교하여 탈락률이 높다고 보고되고 있다. 그에 반해 indirect bonding법의 경우 부위에 따른 탈락률의 차이는 인정할 수 없었다.

그 이유로 direct bonding법은 indirect bonding법과 비교하여 소구치부의 방습 유지가 어렵다는 점을 들 수 있다. 또한 direct bonding에서는 소구치부의 bracket의 압접이 형태적으로 어렵고, 게다가 직시가 곤란하기 때문에 bracket의 위치 결정을 위해 시간이 필요하다는 점이 bonding 조작을 어렵게 하고 있다고 생각된다.

3. Bracket positioning의 재현성

Shirasuka법은 아니지만 Koo 등[9]은 indirect bonding법이 bracket height의 재현성에 있어서는 양호하지만 근원심적 위치 및 angulation의 재현성에 있어서는 indirect bonding법과 direct bonding법에 유의한 차이를 인정할 수 없었다고 보고하고 있다. 또한 Hodge 등[10]은 indirect bonding법과 direct bonding법 간의 차이를 인정할 수 없었다고 결론지었다.

Shirasuka법의 core를 이용하여 재현성을 시험해 본 논문은 없다. 하지만 indirect bonding법이 direct bonding법과 비교하여 positioning이 양호 혹은 동등하다는 결론을 근거로 아래와 같이 생각할 수 있을 것이다.

Bonding 조작에 숙련되지 않은 일반 치과의사는 물론 숙련되어 있는 교정의에게도 한정된 시간내에 bracket을 장착하지 않으면 안 되는 direct bonding법과, 시간적으로 어느 정도 여유가 있는 상태에서 모델상에 bracket을 장착할 수 있고 positioning을 몇 번이고 용이하게 수정할 수 있는 indirect bonding법을 비교하였을 때 indirect bonding법이 보다 좋은 bracket positioning을 행할 수 있으리라 생각한다.

4. Chair side에서의 양호한 조작성

Shirasuka법의 transfer tray의 구성요소인 occlusal stopper(그림 3-3)는 tray를 rigid하게 치아에 적합 시킬 수 있게 해준다. 또한 2mm 두께의 2차 core는 tray를 일체화시켜 변형을 막아주며 투명하기 때문에 tray의 외부로부터 bracket의 위치를 확인할 수 있어서 정확한 위치에 bracket을 압접시킬 수 있게 해준다(그림 3-4). 그리고 tray를 철거할 때에는 매우 유연한 실리콘 인상재인 Emiluma로 만들어진 1차 core의 존재, 그리고 각각의 part가 기계적으로만 결합되어 있다는 점 때문에 용이하게 스트레스 없이 철거할 수 있다. Shirasuka법의 transter tray는 제작시에 많은 부분이 배려되어 있기 때문에 숙련도에 따른 bonding 시의 bracket positioning이나 탈락에 대한 영향이 줄어들게 되므로 스트레스도 적어지게 된다.

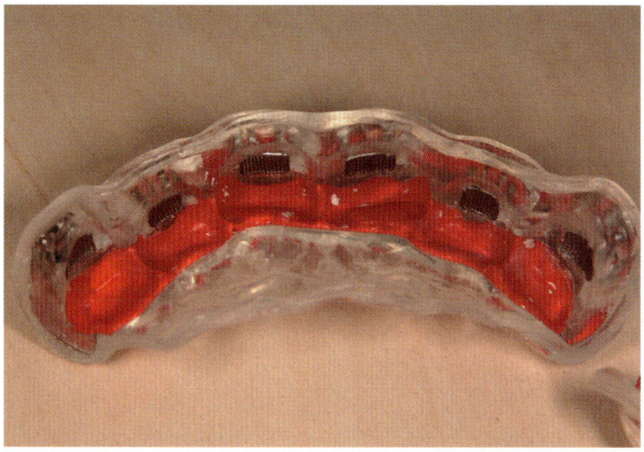

그림 3-3. 빨간색의 플라스틱이 occlusal stopper이다.

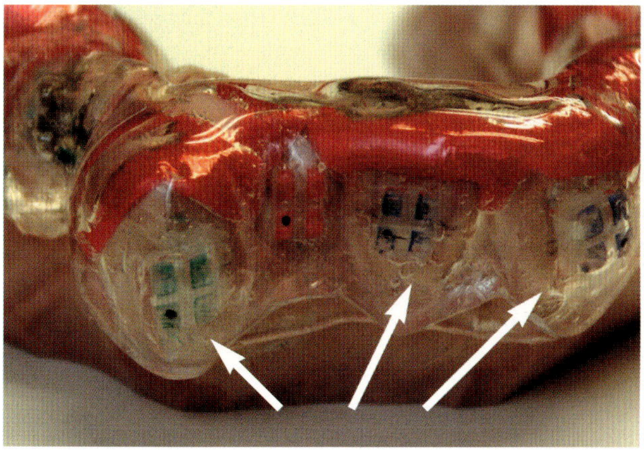

그림 3-4. Tray 외부로부터 bracket의 위치를 확인할 수 있다.

5. Indirect bonding용 core의 제작이 용이

一色의 방법[11], Sandhi 방법[12], Tanaka 방법[14] 등의 방법과 비교하여 Shirasuka법은 약간 기공조작이 많지만 하나하나의 과정은 용이하다. 또한 이러한 수고에 의해 보다 높은 재현성과 보다 좋은 조작성을 확보하여 다른 술자 사이에서도 같은 결과를 얻을 수 있게 하는 수단이 되는 것이다. 즉, 각 step에 있어서 기공조작을 가능한 한 매뉴얼화(평준화)함으로써 항상 일정한 품질과 성과를 얻을 수 있게 하는 시스템이라고 생각한다.

참고문헌

1) Aguirre, M.J., King, G.J. and Waldron, J.M. : Assessment of bracket place-ment and bond strength when comparing direct bonding to indirect bonding techniques, Am. J. Orthod. 82 (4) : 269−276, 1982.
2) Ronald,B., Cooper,N.A. and Sorenson. Jr. : Indirect bonding with adhesive precoated brackets, J. Clin. Orthod. 27(3) : 164−167, 1993.
3) Read, M.J. and O'Brien, K.D. : A clinical trial of an indirect bonding technique with a visible light-cured adhesive, Am. J. Orthod. 98(3) : 259−262, 1990.
4) 田中 巽, 上運天 修, 上ノ堀七恵(2004) : コア1枚法によるインダイレクト・ボンディング・システムの紹介, JOP, 20(9), 79−82, 2004.
5) Takada, K., Yasuda, Y., YANG, H. C. and Yanagi, M. : Indirect versus direct bonding of bracket : comparison of bracket failure, Orthodontics in the 21st Century, 大阪大学出版会, 大阪, 206−207.
6) 保田好隆, 楊 浩彰, 柳 美帆, 高田健治(2002) : インダイレクトボンディング法とダイレクトボンディング法の比較, 第54回近畿北陸地区歯科医学大会論文集, 京都府歯科医師会, 53, 2002.
7) Millett, D.T., Hallgren, A., Cattanach, D., McFadzean, R., Pattison,J., Robertson, M. and Love, J. : A 5-year clinical review of bond failure with a light-cured resin adhesive, Angle-Orthod. 68(4) : 351−356, 1998.
8) Gaworski, M., Weinstein, M., Borislow, A.J. and Braitman, L.E. : Decalcifi-cation and bond failure : A comparison of a glass ionomer and a composite resin bonding system in vivo, Am. J. Orthod. 116 (5) : 518−521, 1999.
9) Koo, B.C., Chung, C.H., Vanarsdall, R.L. : Comparison of the accuracy of bracket placement between direct and indirect bonding techniques, Am. J. Orthod. Dentofacial Orthop. 116(3) : 346−51, 1999.
10) Hodge, T.M., Dhopatkar, A.A., Rock, W.P., Spary,D.J. : A randomized clinical trial comparing the accuracy of direct versus indirect bracket placement. J.Orthod. 31(2) : 132−7, 2004.
11) 一色泰成(1997) : 矯正治療におけるインダイレクトボンディングの新しい技法, 歯界展望, 90(6)1399−1409, 1997.
12) Sondhi, A. : Efficient and effective indirect boning, Am. J. Orthod. 115(4) : 352−359, 1999.

제 4 장

Indirect bonding용 core의 제작

앞장에서 indirect bonding법은 direct bonding법을 이용한 경우와 비교하여 다음과 같은 장점이 있다고 기술하였다.

(1) Bonding 시의 chair time을 단축시킬 수 있다.

(2) Bracket의 탈락률을 낮출 수 있다.

(3) Bonding 시의 스트레스를 경감시켜준다.

하지만 indirect bonding법을 시행하려면 direct bonding법에서는 불필요한 '구강내로 transfer하기 위한 core(이하 transfer core로 표기)'를 제작해야 하는 기공작업이 필요하게 된다.

Transfer core가 갖추어야 할 조건으로서 bonding 시 모형상에서 행해진 bracket positioning의 재현성이 높아야 하고, 양호한 조작성을 갖고 있어야 하며, 다른 술자가 행하더라도 같은 성과를 얻을 수 있어야 하는 점 등을 들 수 있다.

여기에서 소개하는 Shirasuka가 고안한 indirect bonding용 transfer core는 3층 구조로 되어 있기 때문에 다른 방법들에 비해 기공작업이 번거롭지만, 대체적으로 위에서 기술한 조건을 만족시키고 있다고 생각한다. 이에 우리들이 "고집스럽게" 임상에 적용하고 있는 Shirasuka의 transfer core 제작법에 관하여 가능한 한 상세하게 전달하고자 한다.

1. Shirasuka법에서의 transfer core의 특징

우선 Shirasuka법에서의 transfer core의 구조는 occlusal stopper, 1차 core, 2차 core의 3층 구조로 되어 있다.

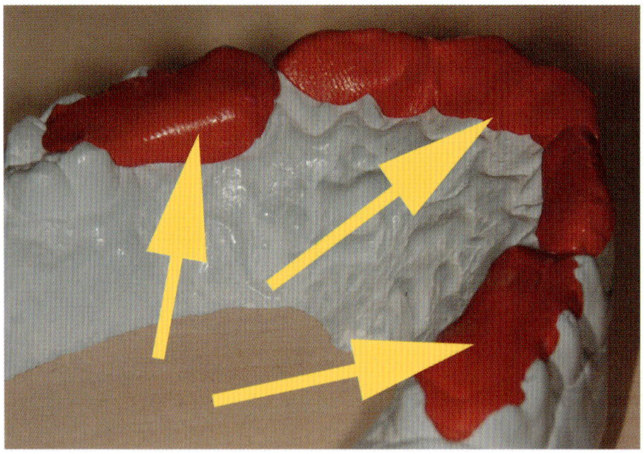

그림 4-1. Occlusal stopper.

1) Occlusal stopper

그림 4-1의 occlusal stopper는 열가소성의 플라스틱을 이용하여 제작하며, 모형상에서 세밀하게 행해진 bracket과 tube의 positioning을 보다 정확하게 구강내에 재현할 목적으로 제작된 것이다. 또한 transfer core의 변형을 방지하는 "척추"와도 같은 역할을 하게 된다.

2) 1차 core

그림 4-2, 4-3에 나타낸 1차 core는 bracket이나 tube와 같은 attachment를 유지시켜주는 목적을 갖고 있다. 하지만 그 유지력이 transfer core를 구강외로 철거할 때 attachment가 치면으로부터 탈락되게 할 정도로 강하면 안 된다. 때문에 1차 core에 사용하는 재료는 확실하게 attachment를 유지시킬 수 있는 반면, 제거할 때에는 용이하게 철거될 수 있는 재료가 좋

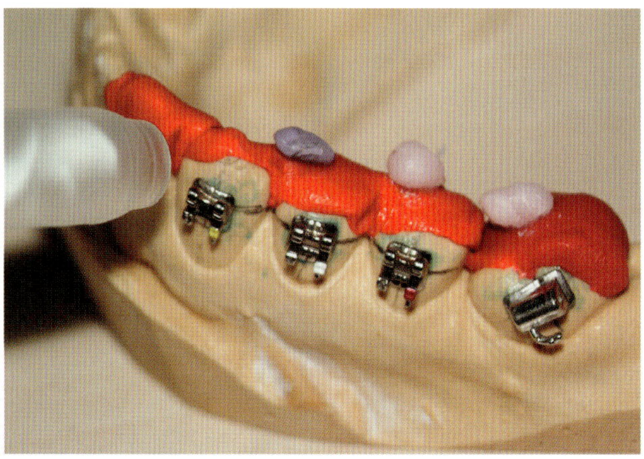

그림 4-2. 무색투명의 Emiluma를 이용한 1차 core의 제작.

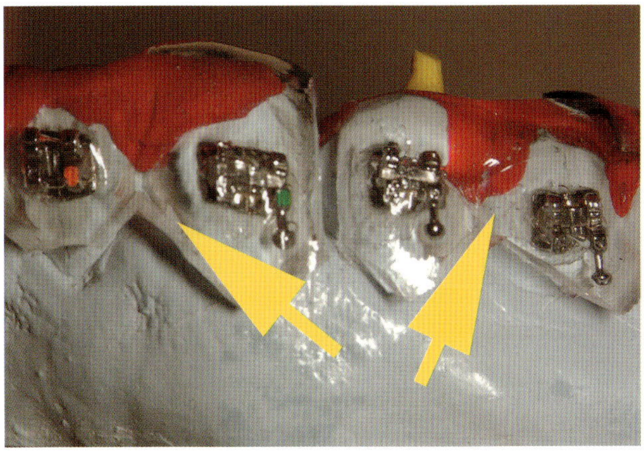

그림 4-3. 1차 core의 완성.

다고 생각한다.

필자는 1차 core에 무색투명한 실리콘 인상재인 Emiluma를 이용하고 있다.

Emiluma는 Shirasuka가 본인의 독자적인 indirect bonding법을 위해 특별히 고안한 것으로써 수많은 시제품을 거쳐서 제품화된 것이다. 이 실리콘은 매우 유연하여 design knife를 사용하지 않더라도 핀셋이나 explorer 등을 이용하여 간단하게 구강내로부터 제거할 수 있다. 그렇기 때문에 과거에 transfer core를 구강내로부터 제거할 때 심심찮게 발생하였던 attachment의 탈락을 최소한으로 억제할 수 있다.

3) 2차 core

Occlusal stopper와 1차 core를 덮는 형태로 2차 core(그림 4-4)가 존재한다. 이 2차 core는 transfer core를 일체화시키고 1차 core의 변형을 방지

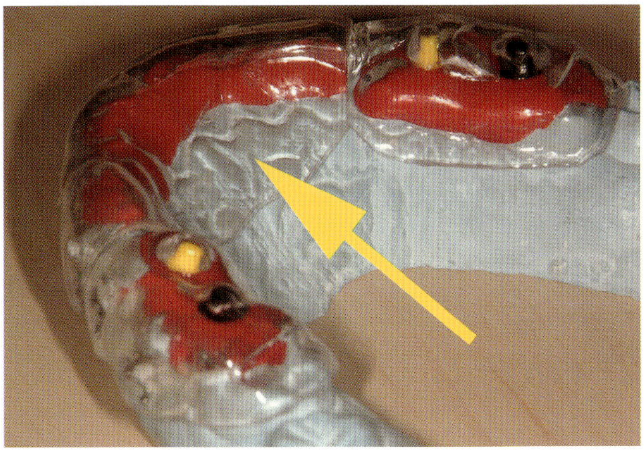

그림 4-4. 2차 core.

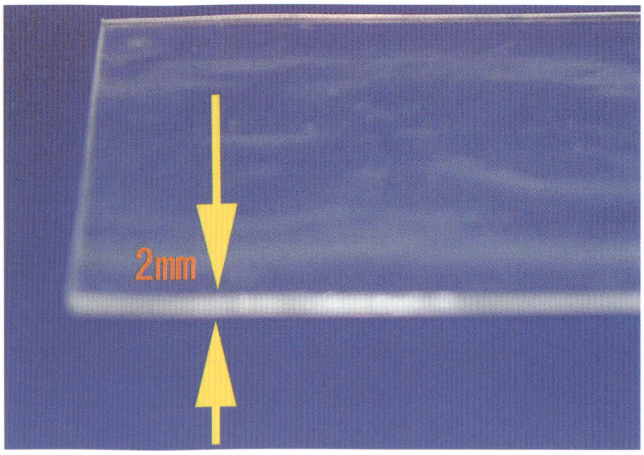

그림 4-5. 2mm 두께의 실리콘제 "mouth guard material".

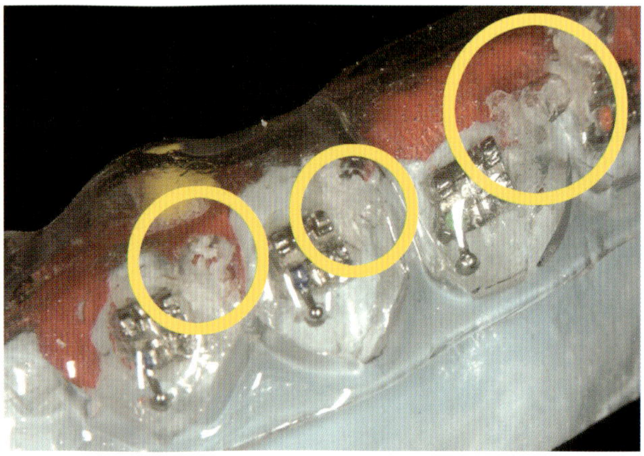

그림 4-6. Transfer core에 부여되어 있는 bonding재 배출공.

한 목적으로 사용된다. 그리고 1차 core와 마찬가지로 철거 시에 attachment의 탈락을 조장하면 안 되기 때문에 필자는 2mm 두께의 실리콘제 mouth guard material(그림 4-5)을 사용하고 있다.

각 층이 앞에서 설명한 재질로 구성되어 있고 또한 각각의 층이 화학적 결합이 아닌 물리적 결합으로 연결되어 있기 때문에 bonding 종료 후 transfer core가 2차 core, 1차 core 및 occlusal stopper로 단시간에 용이하게 분해되어 구강내로부터 transfer core를 쉽게 철거할 수 있게 된다.

또한 Shirasuka법의 transfer core에는 bonding재의 배출공(그림 4-6)이 부여되어 있다. 이로 인해 bonding재에 의한 attachment의 부상(浮上)이 적어지게되어 보다 높은 재현성을 확보하게 해준다. 그 뿐 아니라 attachment 주변의 잉여 레진의 양이 적어지기 때문에 edgewise 장치를 사용하고 있는 환자의 oral hygiene control에 미치는 영향이 줄어들게 된다. 배출공의 부여방법에 관한 상세한 내용은 56쪽을 참조하기 바란다.

2. Shirasuka법에 있어서의 transfer core의 제작방법

아래의 순서에 의해 우리는 transfer core를 제작한다.

❶ 모형조정

⇩

❷ Occlusal stopper의 제작

⇩

❸ Attachment의 위치 결정

⇩

❹ Occlusal stopper의 수정과 1차 core의 제작

⇩

❺ 2차 core의 제작

⇩

❻ 배출공의 제작과 마무리

위에 설명한 일련의 기공 조작 가운데 기술적으로 어려운 것은 occlusal stopper의 제작이고, 가장 중요한 과정은 attachment의 위치 결정이다.

1) 모형조정

필자는 진료실에서 인상채득을 할 때 알지네이트 인상재와 rim lock tray를 이용하고 있다. 물론 실리콘계 인상재를 사용해도 좋지만 너무 높은 비용이 발생하는 문제점이 있다. 또한 tube가 밴드에 용접되어 있다든지 lingual arch나 trans palatal arch 등의 고정원 강화 장치가 장착되어 있는 경우에 실리콘계 인상재를 사용하면 인상재 경화 후 tray를 구강외로 빼내는 것이 쉽지 않다는 문제점이 발생하게 된다. 이러한 이유 때문에 알지네이트 인상재를 사용하고 있다. 인상채득 시에는 인상채득을 하는 술자의 "습관"에 의해 전치부 절단부의 인상이 불충분한 경우가 발생할 수 있는데 반드시 석고를 붓기 전에 체크할 필요가 있다.

모형에 사용하는 석고는 transfer core의 제작 중에 모형이 깎여나가거나 부러지면 안 되기 때문에 초경석고를 사용하고 있다. 하지만 사용하는 알지네이트 인상재와 초경석고와의 궁합이 맞지 않으면 모형의 표면이 거칠어지는

경우가 발생할 수 있으므로 인상재와 석고의 조합에 주의를 기울일 필요가 있다. 일반적으로 같은 제조사의 알지네이트 인상재와 초경석고는 궁합이 잘 맞아서 문제가 없다고는 하지만 각 제조사의 홈페이지 혹은 치재상 등에 직접 확인해 보는 게 바람직하다.

그 다음 초경석고를 진공연화 시킨 후 바이브레이터를 이용하여 되도록 기포가 들어가지 않도록 주의하면서 석고를 붓는다. 석고 경화 후 교합면에 기포가 발견된 경우에는 기포를 제거하지 않은 채 그대로 둔다. 그 이유는 기포 제거에 의해 모형 표면이 필요 이상으로 깎여나가게 되면 occlusal stopper의 적합성이 떨어지게 되기 때문이다. 그러므로 occlusal stopper는 기포가 있더라도 제거하지 않은 채 제작하게 된다.

그림 4-7에 나타낸 바와 같이 모형의 높이는 15mm 정도로 조정하고, 그림 4-8과 같은 형태로 모형의 원심측 끝부분을 처리한다. 15mm 정도의 두께로 해놓으면 2차 core를 제작할 때 상악 전치 순측부의 mouth guard material

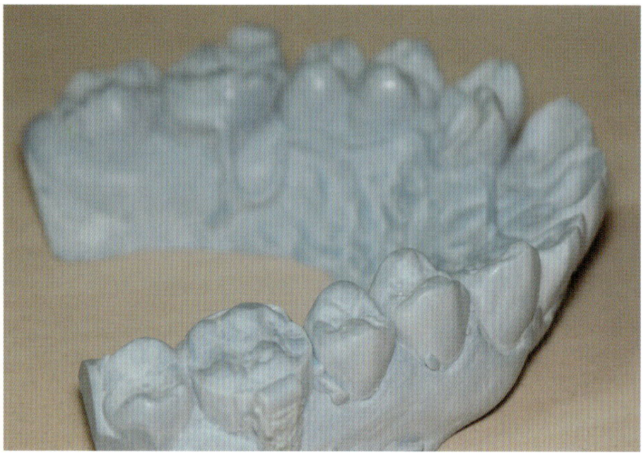

그림 4-7. 조정을 끝낸 모형.

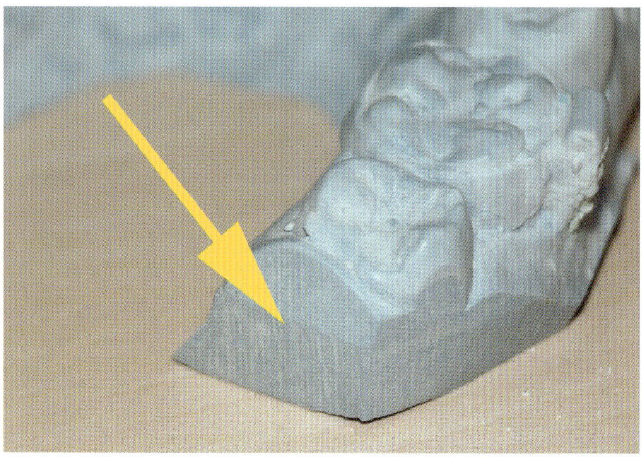

그림 4-8. 모형의 원심측 끝부분.

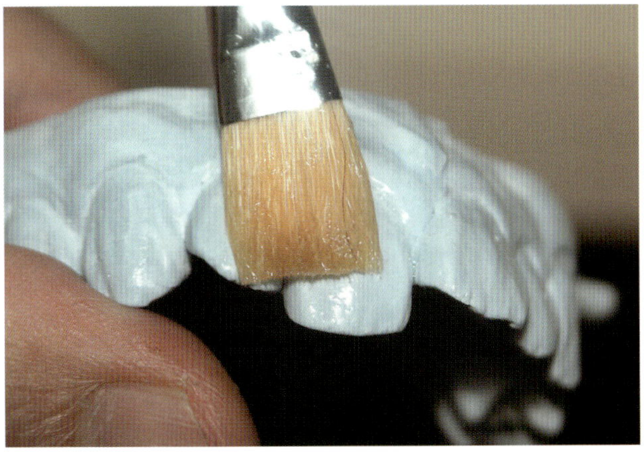

그림 4-9. Soaping 액의 도포.

이 충분하게 흡인되어 적절한 두께를 유지할 수 있게 되기 때문이다. 그러나 심한 상악전치의 순측경사를 동반한 증례에서는 2차 core 제작 시에 상악전치 순측부의 mouth guard material이 충분히 흡인되지 못하여 1차 core와의 기계적 결합이 적절하게 이루어지지 못하는 경우가 있다. 또한 상악전치의 순측경사에 의해 해당부위의 2차 core가 얇아지게 되어 transfer core의 강도가 충분하게 얻어지지 못하는 경우도 있다. 이와 같은 증례에서는 모형의 구치부의 두께를 얇게 하여 모형의 기저면에 대한 전치부의 경사 각도를 조정하면 된다. 또한 원심측 끝부분을 그림 4-8과 같은 형태로 해 놓으면 1차 core를 제작할 때 모형을 기대어 세워서 Emiluma의 경화를 기다릴 수 있으므로 Emiluma가 치경부측으로 흘러내려가는 것을 방지할 수 있다.

외형의 조정을 끝낸 모형은 충분히 건조시킨 후 50%로 희석시킨 soaping 액을 붓으로 도포하거나 soaping 액속에 수 분간 담가놓는다(그림 4-9). 이 방법은 一色[1]에 의해 소개된 것으로 soaping액은 attachment의 분리재의 역할을 할 뿐만 아니라 모형의 보호에도 효과적이라고 생각된다. 이 조작 후 모형을 충분히 건조시키고, 다음 단계인 occlusal stopper의 제작을 시작한다.

2) Occlusal stopper의 제작

Soaping액을 도포하고 모형이 충분히 건조되고 난 후에 occlusal stopper를 제작한다. 그 재료로는 occlusal stopper(그림 4-10)(Shofu) 혹은 UTILE PLAST(그림 4-11)(GPI) 등의 열가소성 플라스틱을 이용하고 있다.

그림 4-1의 occlusal stopper는 시간을 들여서 행한 attachment의 positioning을 보다 정확하게 구강내에 재현할 수 있도록 하여 bonding 시

'술자간의 기량의 차이' 를 없애주는 것이라 생각한다.

우선 열가소성 플라스틱을 약 90℃의 물속에 담가서 연화시킨다. 물의 온도는 항상 일정해야 작업하기에 쉬우므로 우리는 항온 bath에 유리용기를 넣어두고(그림 4-12) 그 용기 속에 열가소성 플라스틱을 넣어서 연화시킨다. 열

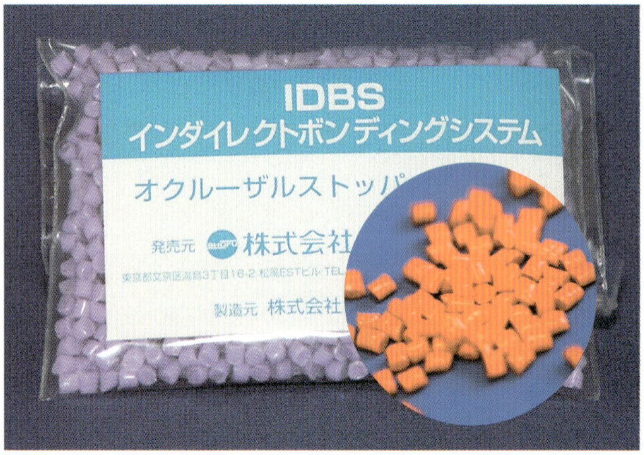

그림 4-10. 열가소성 플라스틱 "occlusal stopper"(10g). 열가소성수지로서 구강내에서의 재현성을 향상시켜준다.

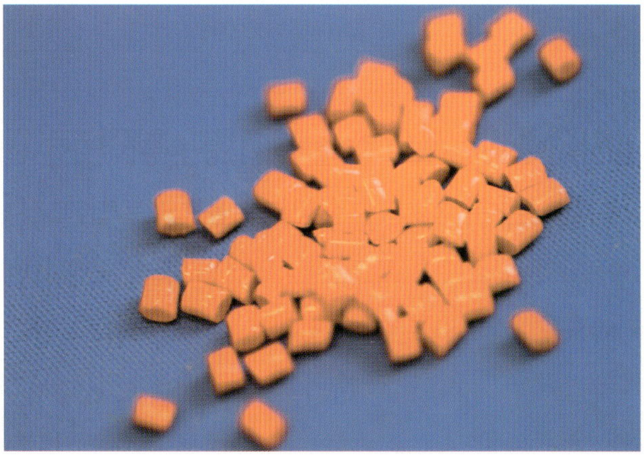

그림 4-11. 열가소성 플라스틱 "UTILE PLAST".

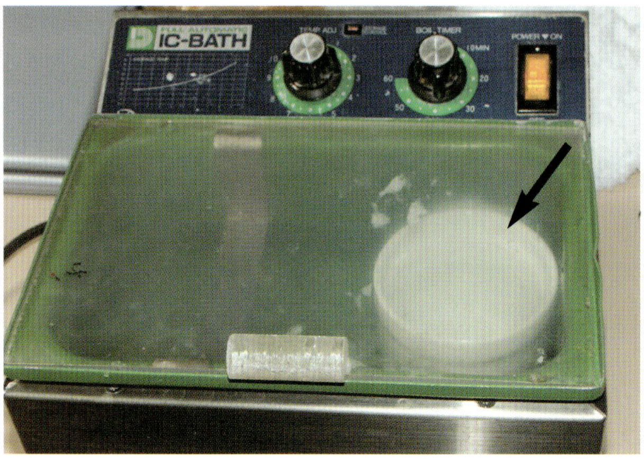

그림 4-12. 열가소성 플라스틱의 연화에 사용하는 항온 bath와 유리용기(화살표).

가소성 플라스틱은 변형되기 쉬운 재료이기 때문에 작업모형을 미리 데워 놓거나, occlusal stopper 제작이 끝난 후에는 서서히 냉각시키는 것과 같은 배려가 필요하다.

이전[2-4]에는 이러한 열가소성 플라스틱을 봉의 형태로 만들어서 구치부로부터 전치부에 걸쳐 혹은 반대측의 구치까지 한꺼번에 occlusal stopper를 제작하였다. 하지만 현재에는 치아 1개당 혹은 1~2개의 치아의 단위로 나누어서 occlusal stopper를 제작하고 있다. 이렇게 제작함으로써 occlusal stopper의 변형을 억제할 수 있으며, core를 용이하게 분할할 수 있게 된다.

한 쪽의 제2소구치로부터 반대측 제2소구치까지의 occlusal stopper의 제작방법에 관하여 사진과 함께 아래에 설명하도록 하겠다.

❶ 열가소성 플라스틱을 90℃의 bath에 넣는다(그림 4-13).

⇩

❷ 열가소성 플라스틱을 explorer로 꺼낸 후 손가락으로 한 덩어리가 되도록 만든다(그림 4-14).

⇩

❸ 다시 bath에 넣어서 연화시킨다.

⇩

❹ 몇 번 꺼내서 충분히 연화되었는지 확인한다. 그러는 사이 손가락이 따뜻해지고 젖은 상태가 되어 occlusal stopper를 보다 쉽게 만들 수 있게 된다.

⇩

❺ 충분히 연화시킨 후 소량을 explorer로 꺼내서 제2소구치부의 occlusal

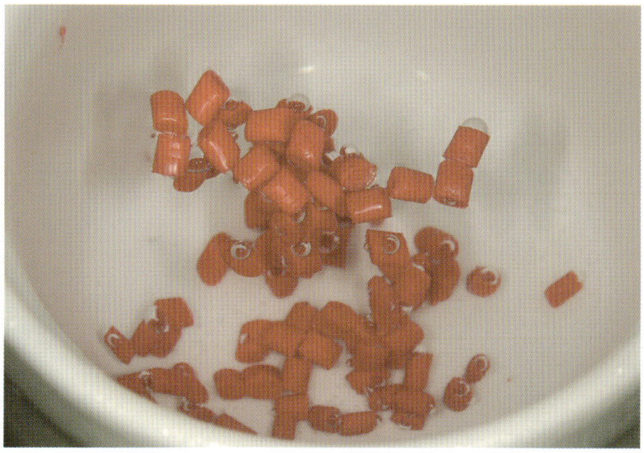

그림 4-13. 열가소성 플라스틱을 90℃의 물속에 넣는다.

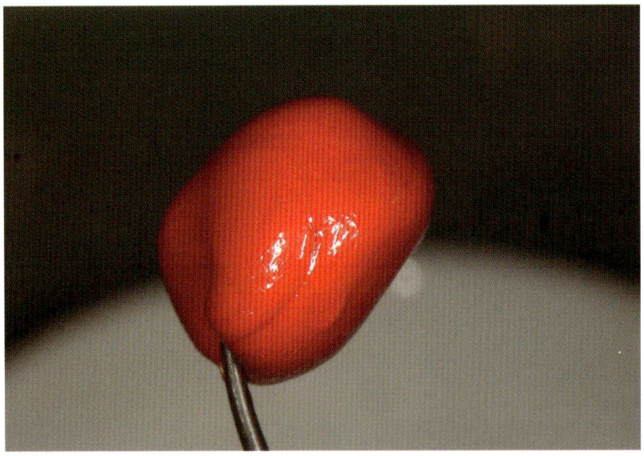

그림 4-14. 열가소성 플라스틱의 연화.

stopper를 제작한다(그림 4-15). 이 때 협측면으로 occlusal stopper가 너무 많이 넘어가게 되면 bracket의 치관측과 접촉하게 되고 bonding 시 광중합기의 조사가 불충분해질 수 있으므로 주의할 필요가 있다.

⇩

❻ 다음으로 제1대구치의 occlusal stopper를 제2소구치 occlusal stopper의 원심부에 눌러 붙여서 제1대구치의 근심부 절반까지 occlusal stopper를 연장시킨다(그림 4-16). 그리고 제1소구치 교합면에도 occlusal stopper를 제작한다(그림 4-17). 이 때 견치에 occlusal stopper가 걸리지 않게 해놓으면 transfer core가 완성된 후에 이 부분에서 분할할 수 있게 된다.

⇩

❼ 반대측의 소구치부에서도 같은 방법으로 제작한다.

⇩

❽ 전치부에서는 먼저 양측의 측절치부의 occlusal stopper를 제작한다(그림 4-18).

⇩

❾ 중절치부 및 견치부에 occlusal stopper를 제작한다. 측절치부의 occlusal stopper를 양옆에서 눌러 붙이는 것처럼 제작하면 된다(그림 4-19).

Occlusal stopper의 제작이 끝난 후 소구치부에는 열가소성 플라스틱을 사용하여 rest를 만든다(그림 4-20). 이 rest는 occlusal stopper와 2차 core를 물리적으로 결합시키는 undercut의 역할을 해주게 된다.

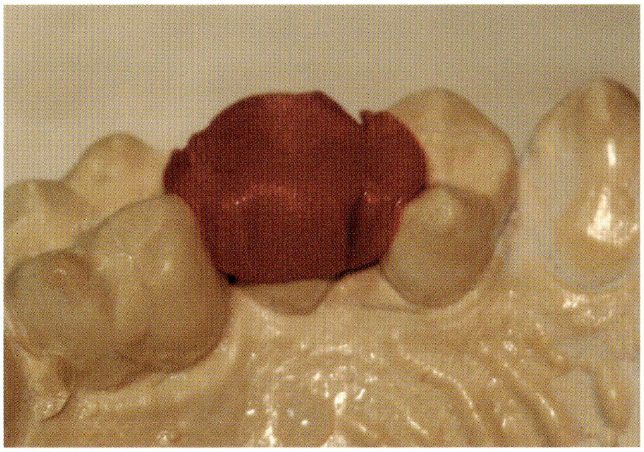

그림 4-15. 제2소구치의 occlusal stopper의 제작.

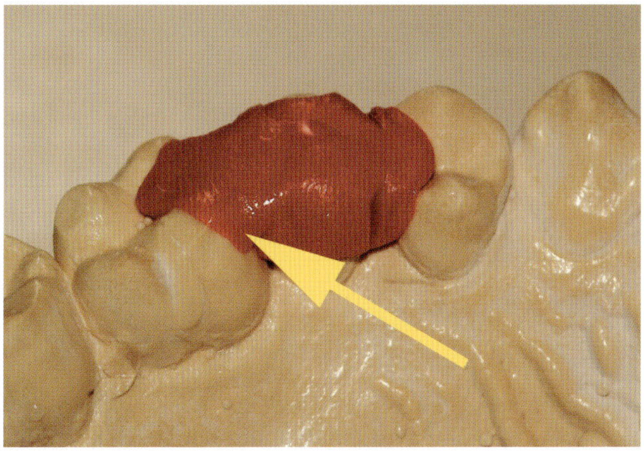

그림 4-16. Occlusal stopper의 보정(제1대구치로의 연장).

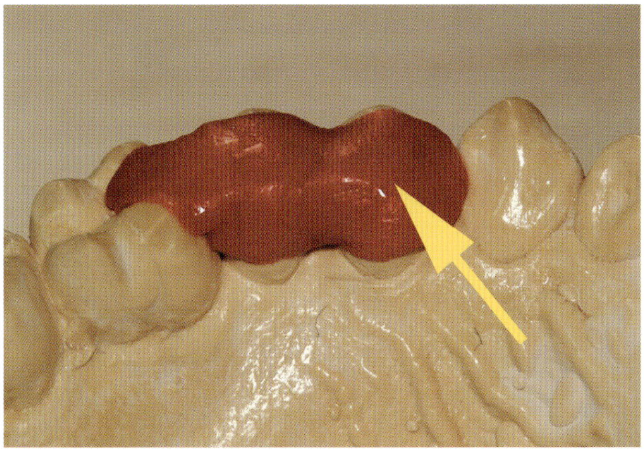

그림 4-17. 제1소구치 교합면의 occlusal stopper.

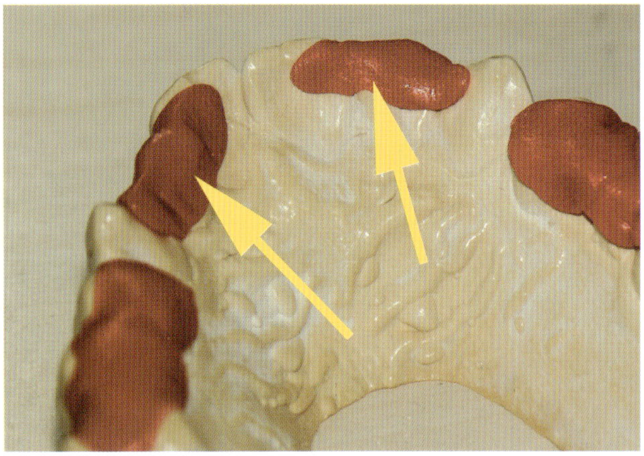

그림 4-18. 측절치부의 occlusal stopper.

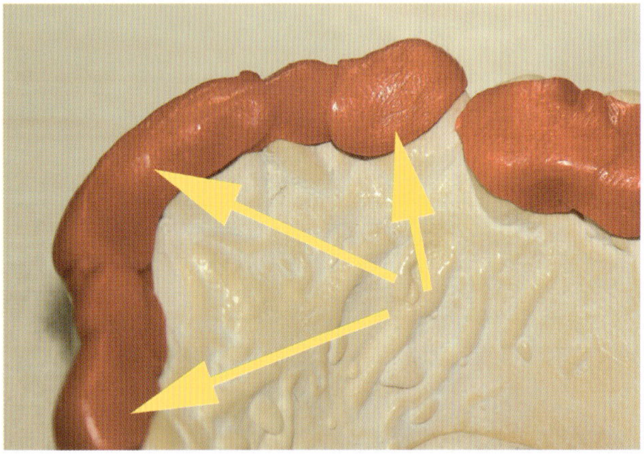

그림 4-19. 견치부의 occlusal stopper.

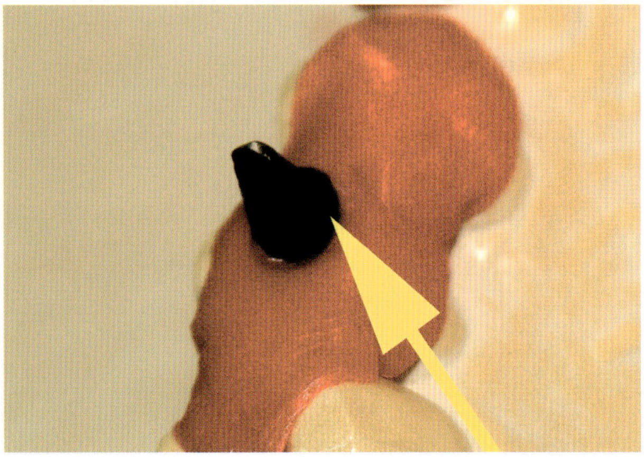

그림 4-20. 열가소성 플라스틱을 이용하여 rest를 제작한다.

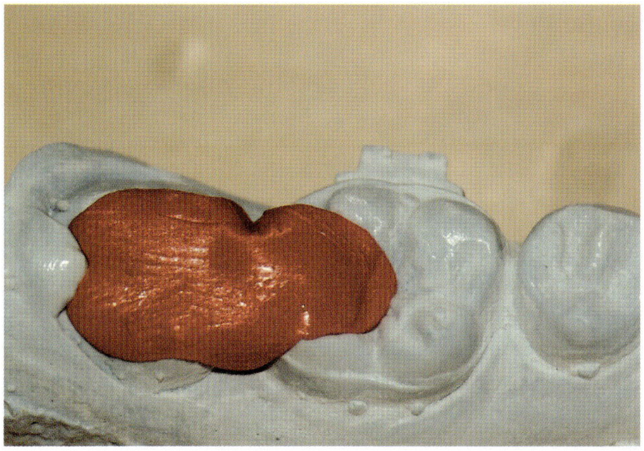

그림 4-21. 제1대구치의 원심교합면에 걸리도록 제작한 제2대구치 단독 이송용의 occlusal stopper.

제2대구치 단독의 transfer core를 제작하고자 하는 경우에는 제1대구치의 원심교합면에 걸쳐지도록 occlusal stopper를 제작하면 된다(그림 4-21).

위와 같이 occlusal stopper를 제작하고 모형으로부터 철거하고 난 다음 모형상에서 attachment의 가착을 시행한다.

지금까지 transfer core[2-8]의 제작과정 중에서 occlusal stopper의 제작까지를 설명하였다. 총생이 심한 증례에서는 occlusal stopper가 총생부의 undercut을 파고들어 철거 시에 변형을 일으키거나 모형을 파손시키는 경우가 있다.

그렇기 때문에 occlusal stopper의 열가소성 플라스틱이 총생 부위의 undercut으로 깊이 들어가지 않도록 주의하도록 한다. Attachment를 붙일 수 없는 치아에 대해서는 occlusal stopper를 순측에 배치시켜 구조를 단순화 시킬 수 있다.

또한 사용하는 bonding재에 따라서 occlusal stopper를 변형시킬 필요가 있다. Bonding 시 brush bead technique으로 Superbond를 사용하는 경우에는 시간을 필요로 하기 때문에 transfer core를 2~3개의 치아별로 분할할 수 있도록 occlusal stopper를 제작해두면 좋다.

3) Attachment의 위치 결정

Occlusal stopper의 제작이 종료되면 occlusal stopper를 모형으로부터 철거하고 attachment를 모형상에서 이상적인 위치에 가착한다. Indirect bonding법을 행하는 경우 대합치의 인상을 채득하여 모형을 제작해 놓으면 attachment를 이상적인 위치에 가착할 수 있을지의 여부를 미리 판단할 수 있다. 이때 이상적이라고 생각되는 위치에 attachment를 붙일 수 없는 경우 우리는 아래와 같이 대응하고 있다.

(1) 어느 정도 치아를 이동한 후 bonding을 행하는 것이 더 나은 경우에는 모형상에서 bracket positioning을 행하지 않는다. 치료가 어느 정도 진행된 단계에서 direct bonding을 행한다.

(2) Bracket base나 wing을 carborundum point 등으로 삭제하여 이상적이라고 생각되는 곳에 bracket을 붙인다(가능한 경우).

(3) 이상적 위치는 아니더라도 attachment를 붙일 수 있는 곳에 indirect bonding 한다.

Transfer core를 제작하는 데 있어서 가장 중요한 과정은 'attachment의 가착'이다. Attachment의 positioning이 preadjusted edgewise appliance를 이용한 치료에 있어서 그 결과를 좌우한다고 해도 과언이 아니다.

모형상에 positioning을 행하는 경우 우선 치아의 장축을 임상치관의 근원심적 중앙이라고 생각되는 부위에 파노라마를 보면서 샤프펜 등을 이용하여 marking한다. 우리가 사용하고 있는 positioning gauge(그림 4-22)는 Shirasuka가 고안, 개발한 것으로써 Shofu에서 판매하고 있다.

Shirasuka법의 transfer core는 모형상의 attachment의 positioning을 치면에 정확하게 재현시킬 목적으로 만들어진 것이다. 그렇다면 그에 앞서서 모형상에서의 attachment positioning이 정확해야 되므로 이에 대한 집착이 positioning 시에 반영되어야 하는데, positioning gauge는 이 "집착"을

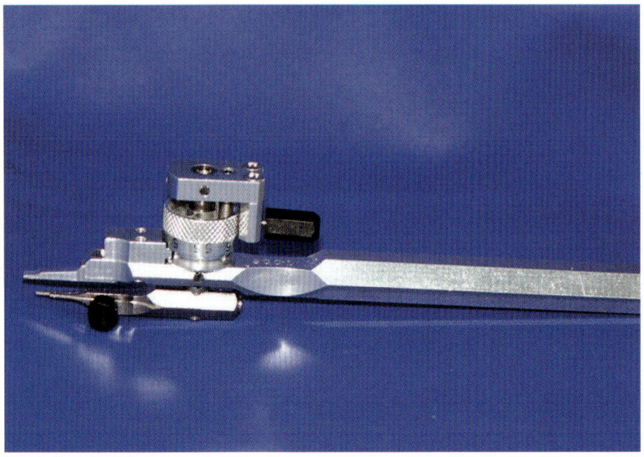

그림 4-22. Shirasuka가 개발한 새로운 positioning gauge.

위해 개발된 아이템이라고 말할 수 있다.

이 positioning gauge의 특징을 아래에 열거하도록 하겠다.

(1) 2.5~6.0mm까지 0.5mm 간격으로 눈금이 새겨져 있다(그림 4-23).

(2) 2.5~6.0mm까지 무단계로 움직이고 어느 위치에서도 고정이 가능하다 (그림 4-24).

(3) Slot 지시판에 샤프펜의 심이 내장되어 있기(그림 4-25) 때문에 모형상에 용이하게 위치를 표시할 수 있다(그림 4-26).

(4) 손에 잡기 쉬운 디자인과 밸런스(그림 4-27).

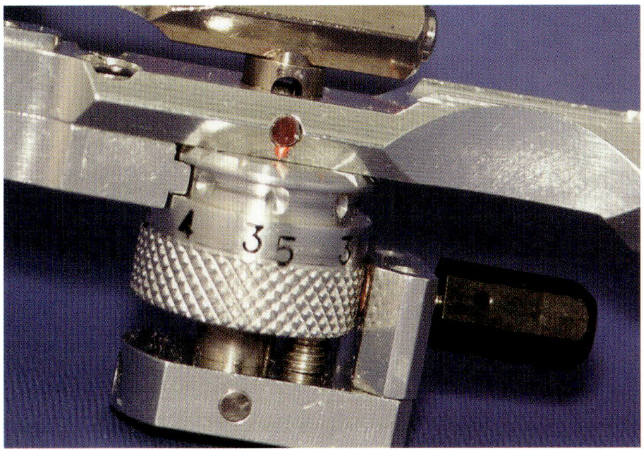

그림 4-23. 0.5mm 간격의 눈금 dial.

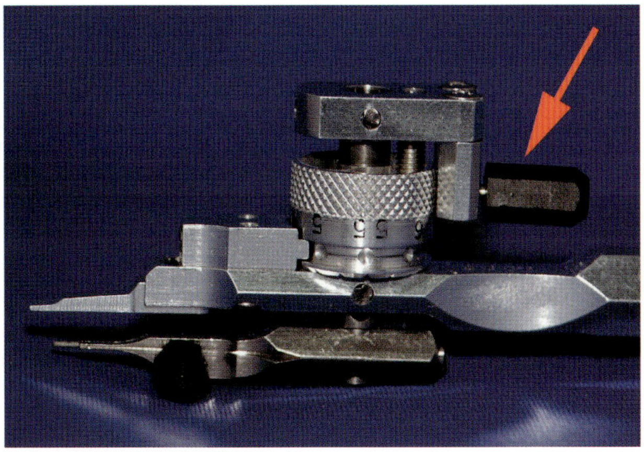

그림 4-24. 붉은색 화살표의 나사를 고정시키면 dial이 잠긴다.

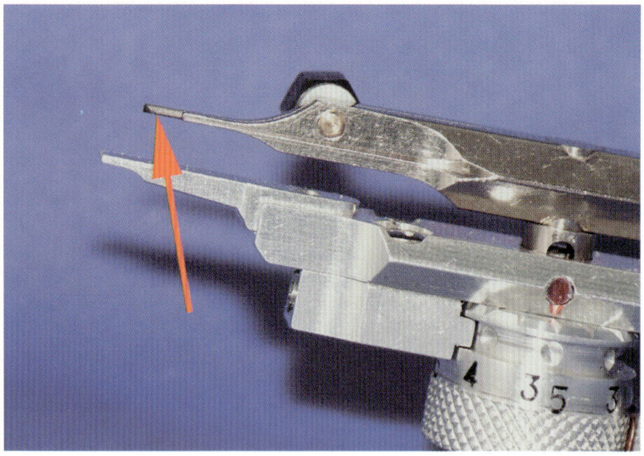

그림 4-25. Slot 지시판에 내장되어 있는 marker.

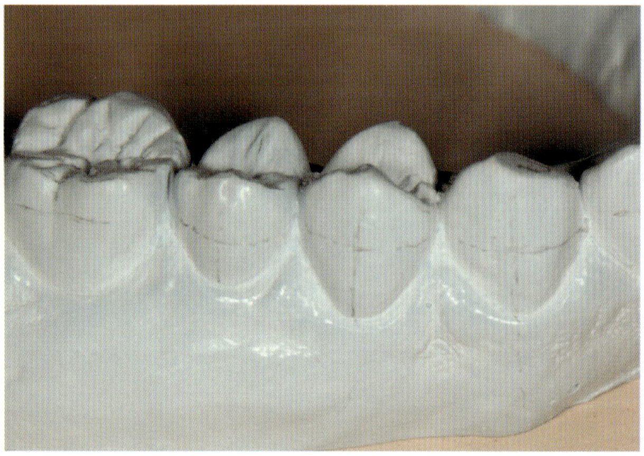

그림 4-26. 새로운 positioning gauge를 이용한 모형상의 height 표기.

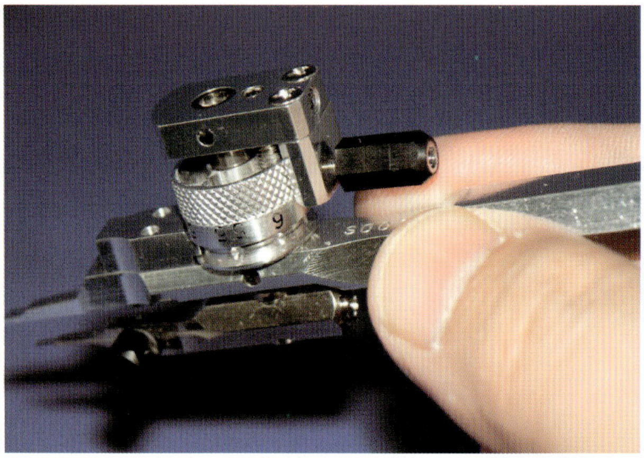

그림 4-27. 손에 잡기 쉬운 디자인.

Indirect bonding용 core를 제작해 본 임상가에게도, 지금부터 indirect bonding을 시작해 보려고 계획하고 있는 임상가에게도 자신 있게 추천할 수 있는 positioning gauge 이다.

또한 Shirasuka가 강조하는 bracket positioning의 세세한 사항은 transfer

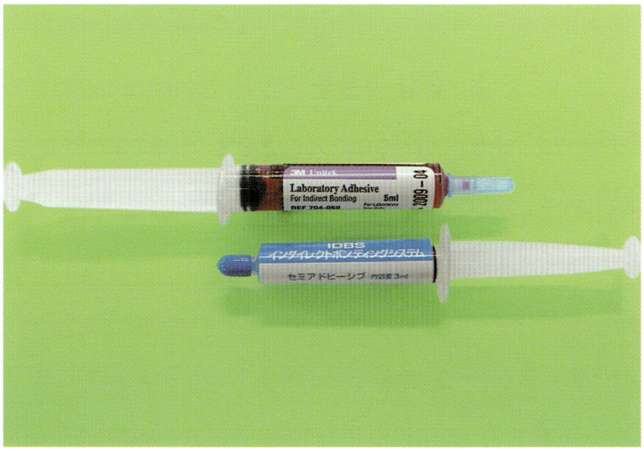

그림 4-28. 가착재 "Semiadhesive"와 "Laboratory Adhesive".

core의 제작과 구강내로의 장착 부분이 끝난 후에 소개하도록 하겠다.

필자는 metal attachment의 가착에는 수용성 풀을 사용하고 있다.

이것은 수용성이기 때문에 bracket base에 붙어 있던 풀을 물로 용이하게 씻어낼 수 있다. Semiadhesive 혹은 laboratory adhesive(그림 4-28)와 같은 indirect bonding용 가착재는 색을 띠고 있어서 bracket에 남아 있는 가착재의 유무를 용이하게 판별할 수 있다.

가착한 bracket은 대략 10분 정도면 고정된다. Positioning을 끝낸 후 attachment가 자신이 생각한 이상적 위치에 있는지 다시 확인하는 것도 중요하다. 만약 attachment의 위치를 변경하고자 하는 경우에는 고정된 attachment를 핀셋 등으로 강하게 잡아서 떼면 쉽게 모형으로부터 제거할 수 있으므로 attachment를 제거하고 base를 물로 씻은 다음 다시 가착하면 된다.

또한 세라믹이나 인조사파이어와 같은 심미성을 중요시하는 재질의 attachment에는 수용성 가착재를 사용하지 않고 광중합 타입의 bonding재(Shofu: Beauty orthobond paste)를 가착재로 사용하고 있다. 그 이유는 bonding재를 가착재로 사용함으로써 custom made attachment base를 제작할 수 있게 될 뿐만 아니라 bonding 시 광중합 레진 paste를 attachment의 base에 올릴 필요가 없어져서 잉여 레진이 발생하지 않게 되기 때문이다.

이러한 경우의 순서는 아래와 같다.

❶ Attachment의 base부에 광중합형 레진을 올린다(그림 4-29).

⇩

❷ 치축과 height가 표기된 모형의 적절한 위치에 attachment를 붙인다.

⇩

❸ 위치가 결정되면 압접을 행하고 잉여 레진을 제거한다(그림 4-30).

⇩

❹ 광조사기를 이용하여 중합을 완료한다(그림 4-31).

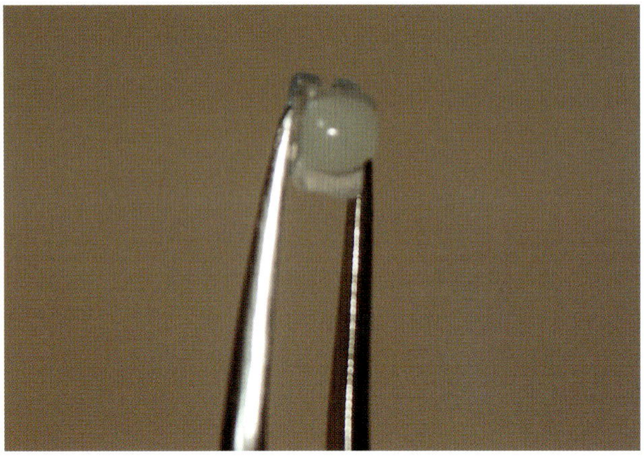

그림 4-29. Attachment의 base부에 올린 광중합형 레진.

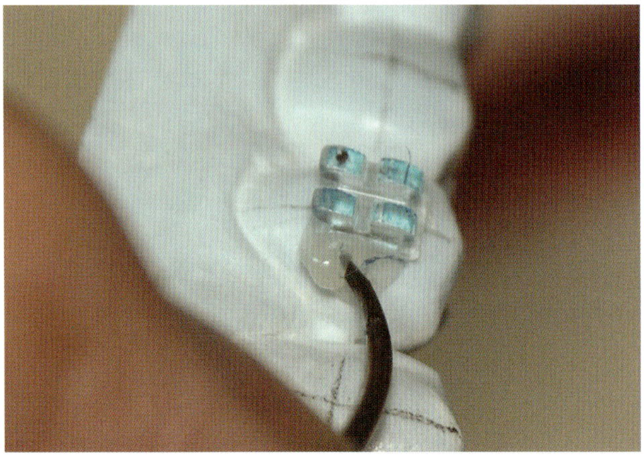

그림 4-30. 잉여 레진을 제거한다.

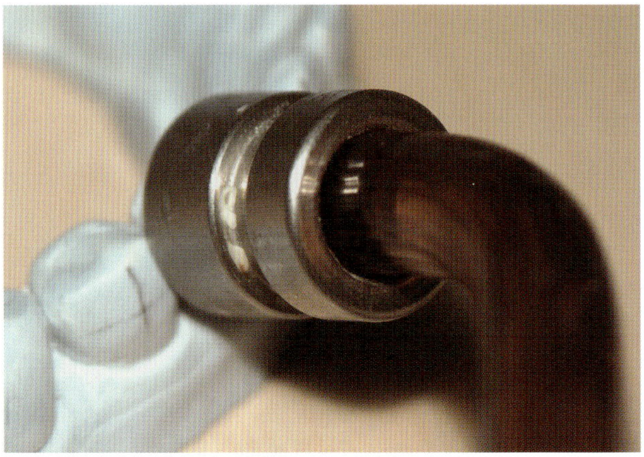

그림 4-31. 광조사기를 이용하여 중합을 완료한다.

당연한 이야기지만 광중합 타입의 bonding재를 이용하여 가착하는 경우 태양광이 들어오는 창문 옆에서는 작업하지 않는 것이 좋다. 또한 metal attachment에 이 방법을 행하는 경우 미중합 레진이 발생하는 것을 방지하기 위하여 dual cure type의 bonding재(Ormco: Enlight)를 사용할 수도 있다.

4) Occlusal stopper의 수정과 1차 core의 제작

Attachment의 위치 결정이 끝나면 모형상에 occlusal stopper를 되돌려 놓는다. 이 때 occlusal stopper와 attachment가 닿는 부분(그림 4-32)은 가위 등으로 절제한다(그림 4-33). Occlusal stopper가 제위치로 잘 들어가지 않는 경우에는 물리적으로 연결된 occlusal stopper를 서로 떼어내서 다시 제작 순서대로 모형상에 배열하면 쉽게 되돌릴 수 있다.

완전하게 occlusal stopper를 복원시키고 난 다음, 배열한 attachment의 위치가 움직이지 않은 것이 확인되면 1차 core를 제작한다. 1차 core의 제작

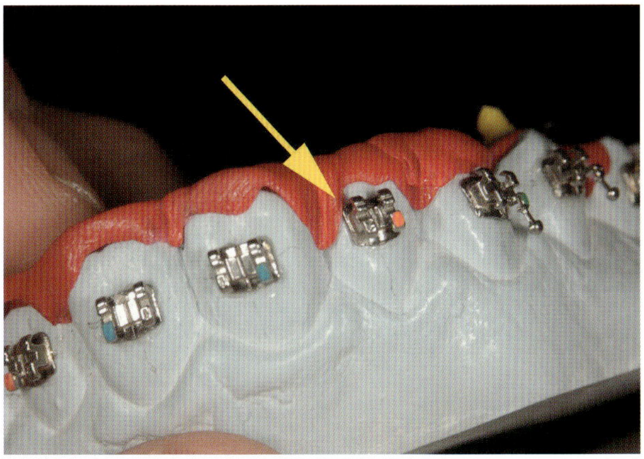

그림 4-32. Attachment에 닿을 것 같은 부분은 끝까지 밀어넣지 않는다.

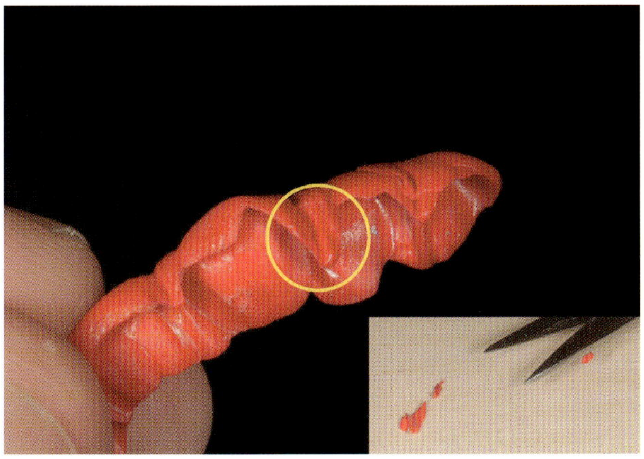

그림 4-33. Attachment에 닿을 것 같은 부분은 일단 빼내서 가위 등으로 절제한다.

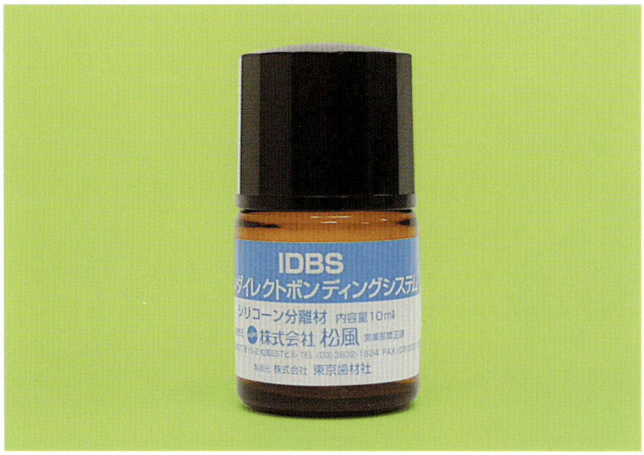

그림 4-34. 실리콘 분리재(10ml). 실리콘 조작시에 손에 묻혀서 사용한다.

에는 실리콘 인상재 Emiluma와 실리콘 분리재(Shofu)(그림 4-34)를 이용한다.

Emiluma는 Shirasuka가 개발한 무색투명의 실린콘 재질로 경화 후에도 유연하여 scaler 나 explorer 등으로 쉽게 재단할 수 있다(그림 4-35). 덧붙이자면 Emiluma 라는 이름의 유래는 일본어의 무색투명을 뜻하는 'まるみえ("마루미에"로 읽힘)' 를 거꾸로 읽은 것이다.

실리콘 인상재용 gun에 Emiluma를 장착하여 attachment의 교합면측과 치경부측에서 장치를 에워싸듯이 도포하게 되는데, 마치 한 번 왕복하듯이 도포하면 된다(그림 4-35). 그 다음 손가락에 실리콘 분리재를 듬뿍 바르고 교합면측과 치경부측의 Emiluma가 서로 한 덩어리가 되도록 쓰다듬어 붙인다(그림 4-36).

이 때 중요한 점은 아래와 같다.

(1) Attachment의 순측 표면의 형상을 손가락으로 인지할 수 있을 정도로 얇게 한다. 그렇게 함으로써 transfer core의 모든 attachment 표면의 두께를 대략적으로 맞출 수 있게 된다.
(2) Occlusal stopper에 걸쳐지도록 만든다.
(3) 1차 core의 경화 후 불필요한 부분은 design knife로 절제하므로 이 시점에서 형태를 조정할 필요는 없다.

경화까지는 몇 분의 시간이 걸리게 되는데, 그 사이에 모형을 그림 4-37처럼 세워놓은 상태로 둔다. 그렇게 함으로써 Emiluma가 치경부쪽으로 흘러내려가는 것을 막을 수 있다.

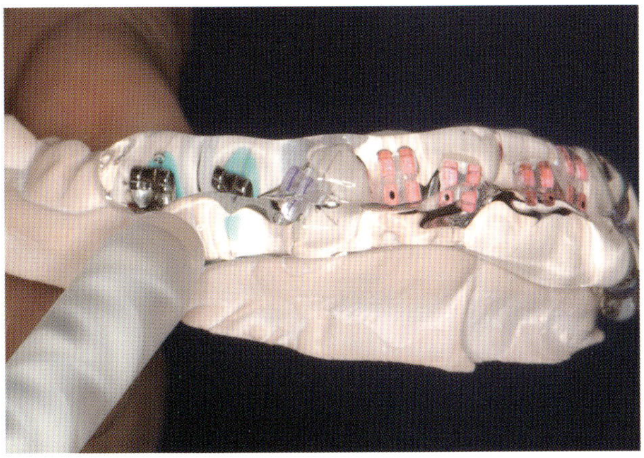

그림 4-35. Emiluma의 도포.

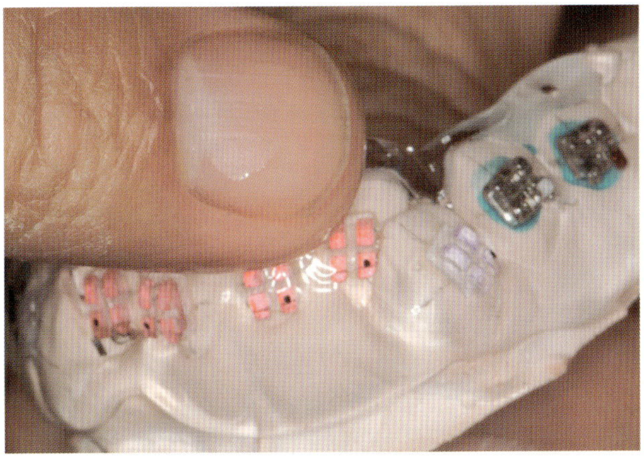

그림 4-36. 손가락에 실리콘 분리재를 바르고 쓰다듬어 붙인다.

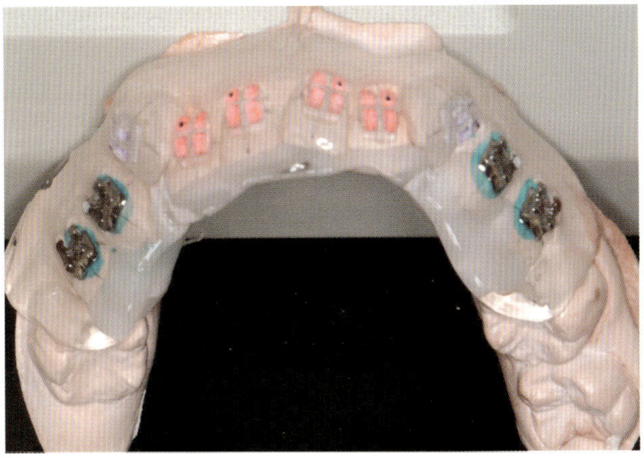

그림 4-37. 1차 core의 경화를 기다리고 있는 상태.

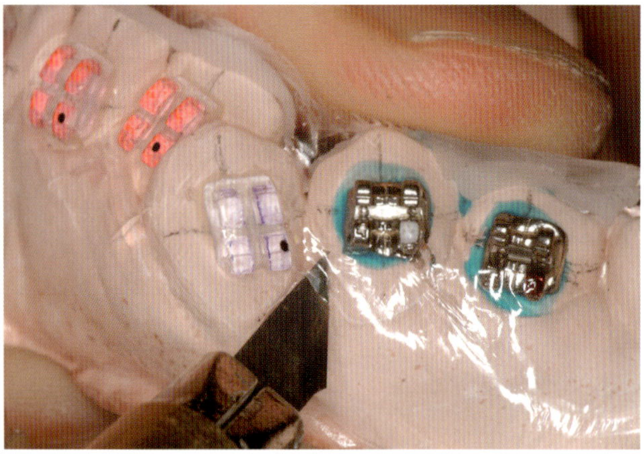

그림 4-38. 1차 core의 형태수정.

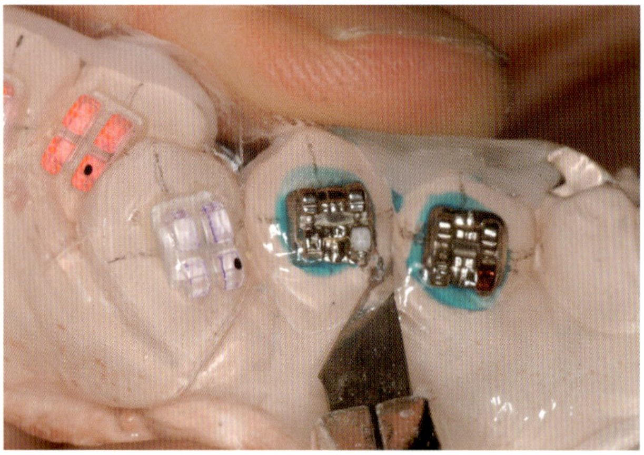

그림 4-39. 1차 core의 형태수정.

경화 후에는 design knife를 이용하여 형태를 다듬는다(그림 4-38). 이 때 나중에 제작하게 될 2차 core에 1차 core가 걸려서 빠지지 않도록 undercut이 만들어지게 내측을 향하여 칼집을 낸다(그림 4-39, 4-40). 또한 transfer core를 분할해야 할 경우에는 분할 예정 부위의 1차 core를 이 시점에서 cut해 두면 된다(그림 4-41).

5) 2차 core의 제작

2차 core로는 2mm 두께의 mouth guard material을 사용한다. 우선 vacuum adaptor(그림 4-42)에 mouth guard material을 장착하고 가열 및 연화시킨 다음(그림 4-43), 그림 4-44처럼 압접 및 흡인을 행한다. 그러나 흡인 후 그대로 방치해두면 occlusal stopper가 열에 의해 녹아버리므로 재빨리 냉각 스프레이 등을 이용하여 mouth guard material을 식혀야 한

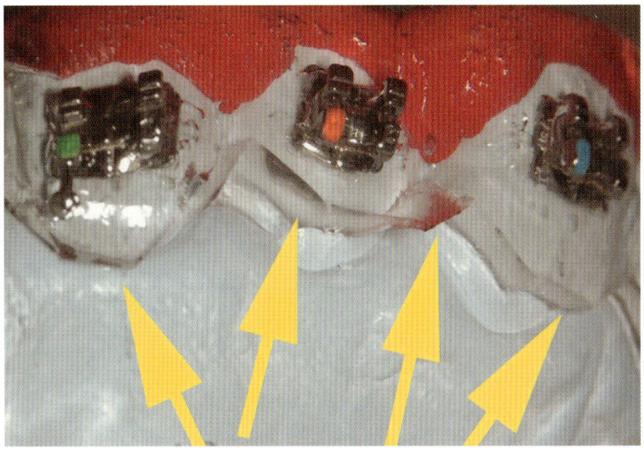

그림 4-40. 1차 core의 cut.

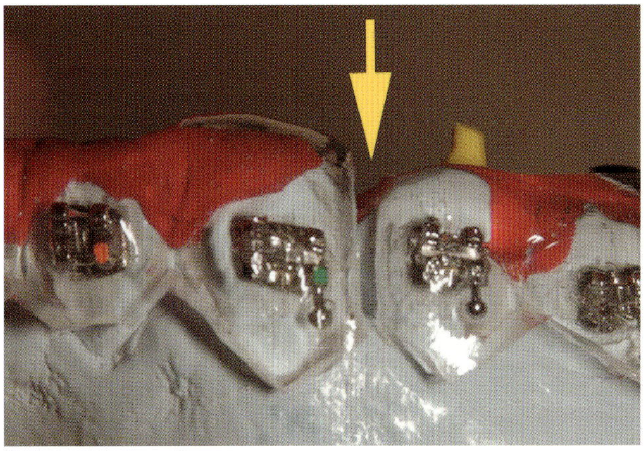

그림 4-41. 1차 core의 형태수정 중의 상태를 나타낸다. 그림 4-37과 비교하여 전치부의 occlusal stopper에 걸쳐져 있는 1차 core에 주목. 또한 좌측의 견치와 제1소구치 사이의 1차 core의 연결성이 끊어져 있는 것에 주목할 것.

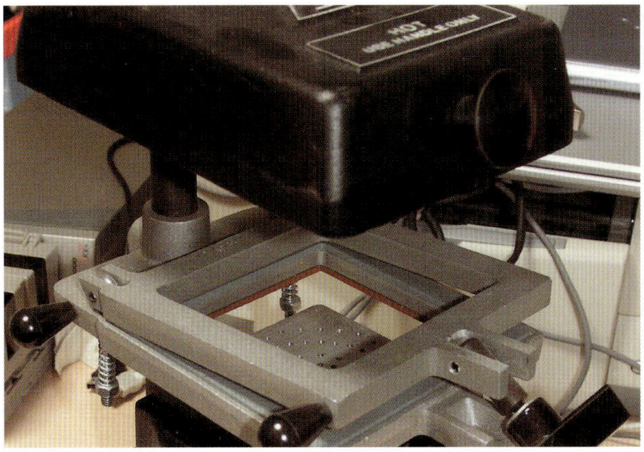

그림 4-42. Vacuum adaptor.

다. 우리는 스포츠용 냉각 스프레이를 이용하고 있는데, '화기엄금' 해야 하는 상품도 많기 때문에 mouth guard material만 냉각시키도록 주의하도록 한다.

냉각 후 mouth guard material을 vacuum adaptor로부터 제거하여 물

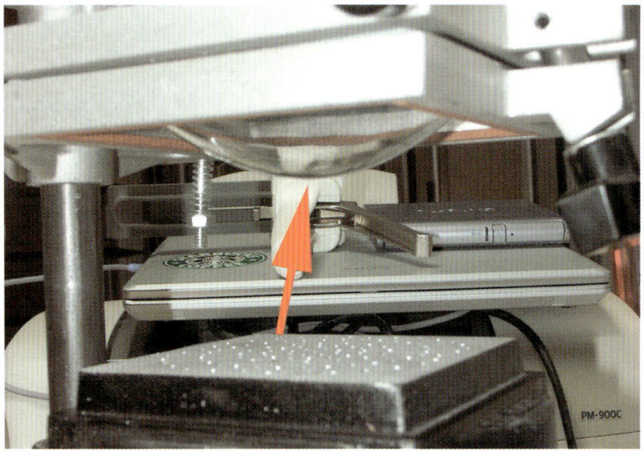

그림 4-43. Mouth guard material의 연화.

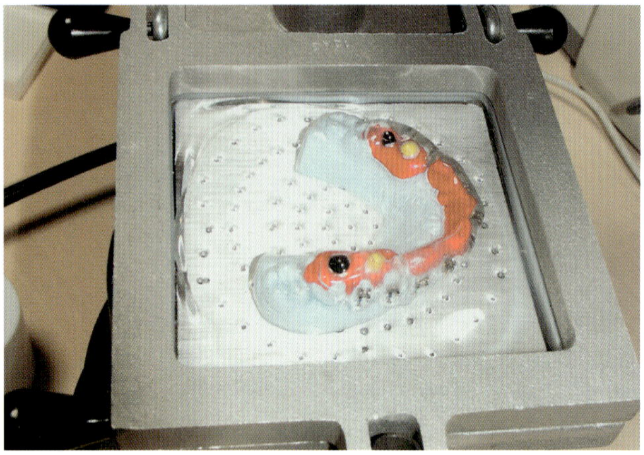

그림 4-44. 2차 core의 압접.

속에 담근다. 그렇게 함으로써 수용성 가착재의 일부가 용해되어 석고 모델로부터 transfer core를 제거하기가 보다 용이해진다. 그리고 mouth guard material을 제거할 때에는 mouth guard material의 변연부가 뜨겁기 때문에 화상에 주의해야 한다. 또한 꺾이고 구부러진 mouth guard material이 다른 부위의 mouth guard material에 달라 붙어버리는 경우도 있기 때문에 이 또한 주의해야 할 부분이다.

6) 배출공의 제작과 마무리

충분히 냉각시킨 후 모든 attachment의 교합면측 모퉁이(근심 혹은 원심 어느 부위든 상관없이)에 round bur 혹은 fissure bur를 이용하여 bonding용 레진 배출공을 뚫는다(그림 4-45).

구멍을 뚫는 방법은 attachment의 교합면측 모퉁이 부위를 천공용 bur가 닿을 수 있도록 해서 모형의 표면을 조금 도려내는 것처럼 구멍을 뚫는다. 구

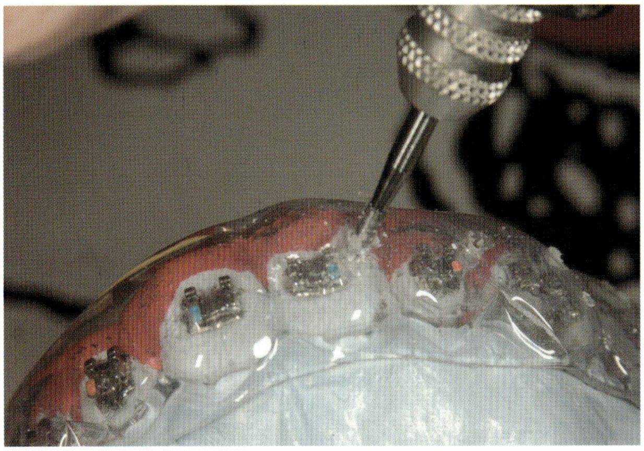

그림 4-45. Transfer core에 배출공을 부여한다.

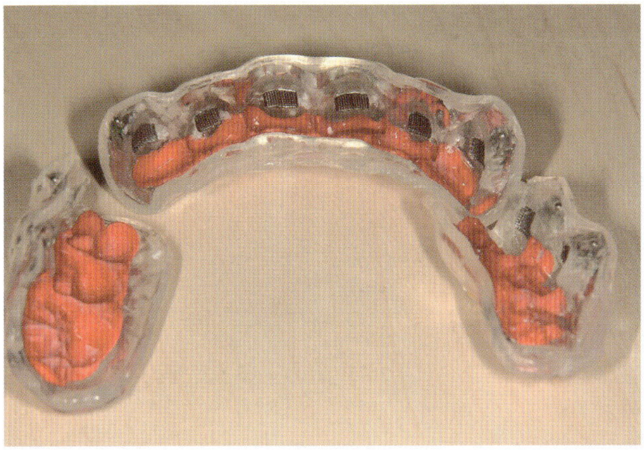

그림 4-46. 완성된 transfer core.

멍은 근원심 교합면측 어느 쪽이든 상관없이 부여해주면 되고, 구멍의 직경은 2~3mm 정도가 좋다.

그 다음 모형으로부터 transfer core를 제거하여 2차 core의 외형을 조정한다(그림 4-46). 또한 transfer core를 분할하고자 하는 경우에는 이 상태에서 행하도록 한다.

Attachment 가 모형에 너무 강하게 고정되어서 모형으로부터 transfer core를 제거하기가 곤란한 경우에는 attachment 위에 손가락을 대고 transfer core를 치경부 방향으로부터 치관측 방향으로 밀어 올리면 용이하게 attachment가 모형으로부터 분리된다. 또한 1차 core가 모형으로부터 잘 벗겨지지 않을 경우에는 explorer를 2차 core의 외부로부터 찔러 넣어 걸어서 벗겨낸다. Occlusal stopper, attachment, 1차 core 및 2차 core를 한꺼번에 벗겨내도록 한다.

Transfer core는 환자의 다음 내원 시까지 attachment의 위치 결정에 사용한 가착재를 충분히 씻어내어 표면에 가착재가 전혀 남아있지 않은 상태로 모형에 되돌려 놓은 채 보관한다.

참고문헌

1）一色泰成：矯正治療におけるインダイレクトボンディングの新しい技法，歯界展望 90(6)：1399－1409, 1997.
2）保田好隆，白須賀直樹，高田健治：インダイレクトボンディング法－誰でもできるブラケットポジショニングと効率性を求めて－，ザ・クインテッセンス，クインテッセンス出版，20(11)，83－92, 2001.
3）保田好隆，高田健治，白須賀直樹：インダイレクトボンディング法，デンタルエコー，株式会社松風，京都，130：34－39, 2003.
4）Yasuda, Y., Yang, H.C., Yanagi, M. and Takada, K.： Indirect bonding method in the Osaka University, Orthodontics in the 21st Century, 大阪大学出版会：204－205, 2003.
5）保田好隆，白須賀直樹，高田健治：インダイレクトボンディング法の実際－誰でもできるブラケットポジショニング－，ザ・クインテッセンス，クインテッセンス出版，東京 21(1)：187－198, 2002.
6）Takada, K., Yasuda, Y., YANG, H.C. and Yanagi, M.：Indirect versus direct bonding of bracket: comparison of bracket failure, Orthodontics in the 21st Century, 大阪大学出版会，大阪：206－207, 2002.
7）白須賀直樹，小野瀬正浩：矯正治療とインダイレクトボンディング－理想的な噛み合わせを得るために－，歯界展望 86(2)：361－376, 1995.
8）白須賀直樹，小野瀬正浩：矯正治療とインダイレクトボンディング法，株式会社松風：1－44, 1997.

제 5 장

Indirect bonding용 core의 장착과 철거

전 장에서는 transfer core[1-7]의 제작 순서에 관하여 기술하였고, 본 장에서는 완성된 transfer core의 구강내로의 장착과 철거에 관하여 기술하도록 하겠다.

Transfer core의 bracket base부와 모형표면에는 가착용의 수용성 풀이 남지 않도록 물로 잘 씻어 놓을 필요가 있다(그림 5-1, 5-2). 시간이 있다면

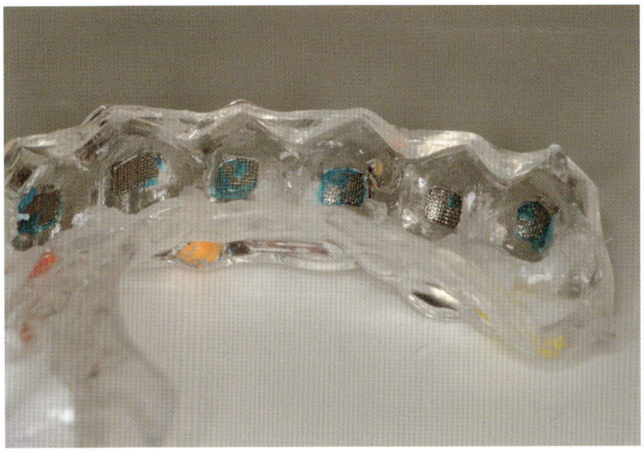

그림 5-1. Bracket에 남아 있는 가착재.

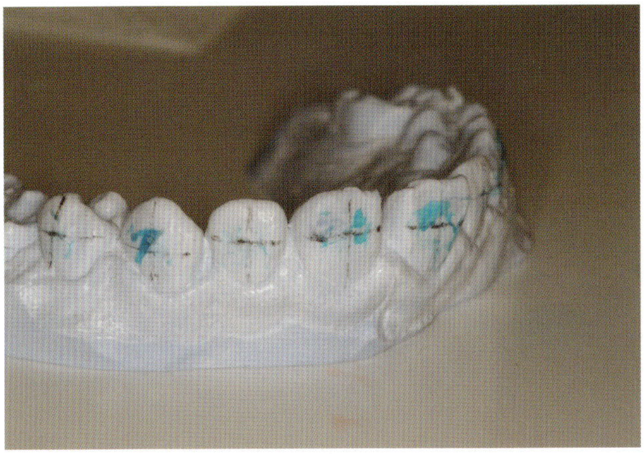

그림 5-2. 모형의 표면에 남아 있는 가착재.

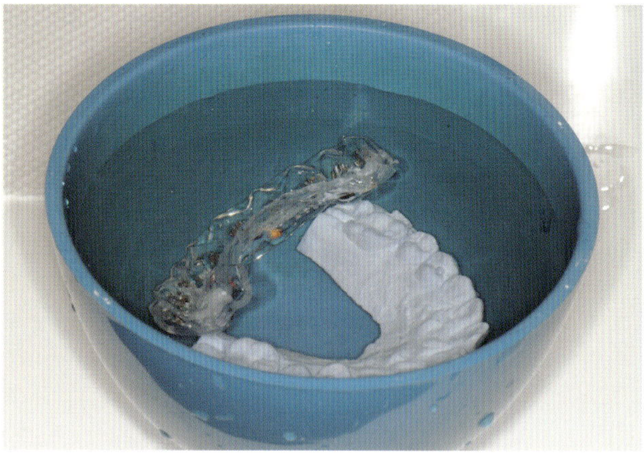

그림 5-3. 가착재를 녹이기 위해 모형과 transfer core를 같이 물속에 담가 놓는다.

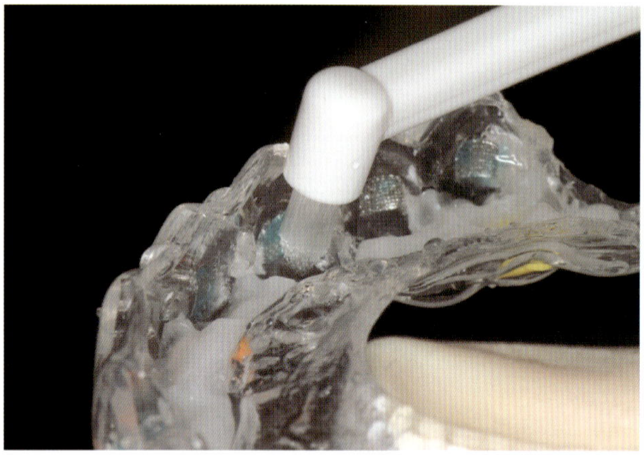

그림 5-4. 칫솔을 이용하여 bracket base에 남아 있는 가착재를 제거할 수도 있다.

물을 넣은 용기에 모형으로부터 제거한 transfer core를 담가 놓는다(그림 5-3). 이때에는 bracket base나 모형표면에 부착되어 있던 가착재가 물에 녹기 때문에 가끔씩 물을 갈아주는 것이 좋다.

시간이 없는 경우에는 흐르는 물에서 칫솔(그림 5-4) (최후방 구치의 원심면이나 bracket 사이 그리고 arch wire의 밑 부분을 청소하는 데 사용하는 칫솔) 혹은 면봉을 이용하여 제거할 수도 있다. Attachment를 가착할 때 가착재로 semiadhesive 혹은 laboratory adhesive를 사용하면 이들 가착재는 색을 띠고 있기 때문에 그림 1에서처럼 bracket base부에 남아 있는 가착재는 쉽게 알 수 있다. 하지만 가착재로써 bonding용 레진을 사용한 경우에는 물속에 오랫동안 넣어두면 레진이 열화되기 때문에 레진에 묻어 있는 석고를 가볍게 털어 내는 정도로 충분하다.

1. Transfer core의 분할

필자는 진료실에서 transfer core를 분할하여 장착하고 있다(그림 5-5). 그림에서와 같이 제1소구치와 제2소구치를 포함한 좌우 소구치부의 core와 견치로부터 반대측 견치까지의 전치부 core로 분할하는 경우가 가장 많다. 물론 부정교합의 상태나 발치부위에 따라서 다른 곳에서 분할하는 경우도 있다. 또한 제1소구치 발치증례에서 타의원에서 발치할 예정이라면 소구치부의 core에는 제2소구치의 bracket만을 포함시킨다.

하지만 필자의 병원에서 발치를 하는 경우에는 발치예정인 제1소구치에도 bracket을 장착하고 있다.

Transfer core를 분할함으로써 다음과 같은 장점이 생긴다.

(1) Core의 변형을 줄일 수 있다.
(2) 보다 용이하게 접착작업을 행할 수 있다.

그리고 위 (2)의 이유는 다음과 같다.

(1) 분할한 core를 이용하면 한꺼번에 압접하는 치아의 개수가 줄어들기 때문에 각각의 bracket을 확실하게 압접시킬 수 있다.
(2) 구치부는 bonding에 최적인 조건을 유지하기가 곤란하기 때문에 좌우 동시에 행하는 것보다는 분할해서 하는 편이, 좋은 조건에서 bonding 조작을 행하는 데 있어서 유리하다.
(3) 광중합 타입의 bonding재를 사용하는 경우 광조사에 의해 압접을 행하지 않은 부위의 bonding재까지 경화시켜버릴 수가 있기 때문에 광범위한

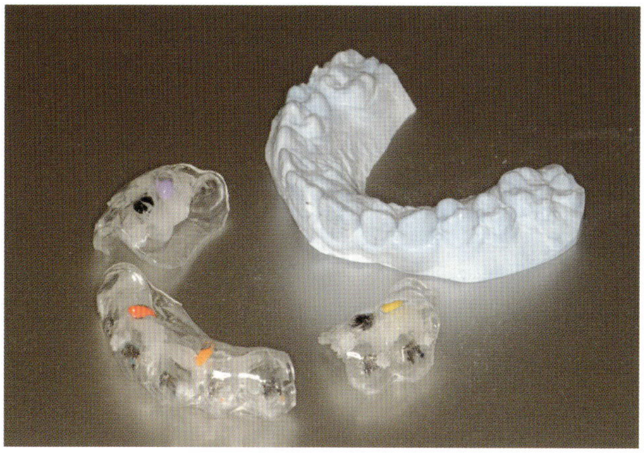

그림 5-5. 양쪽 소구치부와 전치부로 3분할한 transfer core.

core를 조작하는 것은 어렵다고 할 수 있다.

또한 앞서 occlusal stopper 항에서 설명하였는데 분할하는 경우에는 분할하려고 하는 부위에서 미리 occlusal stopper를 끊어 놓을 필요가 있다. Transfer core가 완성된 후 occlusal stopper의 연속된 부분을 분할하게 되면 occlusal stopper와 함께 core 자체가 변형될 가능성이 높다. 그러므로 transfer core를 제작하기 전에 '어느 부위에서 분할하면 좋을 것인가' 를 검토해 두는 것이 좋다.

완성된 transfer core는 환자의 다음 내원까지 attachment의 가착에 사용한 수용성 가착재를 충분히 물로 씻어내어 건조시킨 다음 표면에 가착재가 남아 있지 않은 상태로 모형에 되돌려 놓은 채 보관한다.

2. Transfer core의 장착

이제부터는 transfer core의 장착, 즉 indirect bonding에 관하여 기술하도록 하겠다. 이 단계부터가 공들여서 제작한 transfer core가 위력을 발휘할 때이기도 하다. 우선 indirect bonding법의 특징에서 설명한 바와 같이 indirect bonding법은 bonding에 필요한 시간을 direct bonding법에 비해 크게 감소시킬 수 있다. 이 장점이 가져올 효과로서 다음과 같은 것들을 들 수 있다.

(1) 환자에 대한 서비스의 향상을 도모할 수 있다. 즉 환자를 장시간 동안 입을 벌린 상태로 있게 하는 것과 같은 '고통' 에서 벗어날 수 있게 해준다.

(2) Chair time이 단축되어 단위시간당 진료할 수 있는 환자수를 증가시킴으로써 수입의 증가도 기대할 수 있다.

(3) 술자나 보조자가 bonding 시에 받는 스트레스를 경감시킬 수 있다.

(4) Bonding을 해야 하는 환자의 예약 시간이 같더라도 환자를 장시간 대기시키지 않고 대응해줄 수 있기 때문에 예약업무가 간단해진다.

(5) 시간적으로 여유가 생기므로 장치의 손질이나 brushing 지도와 같은 가정에서의 관리에 대해 보다 정성껏 지도할 수 있게 된다. 또한 wire 장착 후의 고통을 완화시킬 목적으로 레이저의 조사(그림 5-6)도 충분하게 행해줄 수 있다.

Bonding 시 사용하는 etching재와 bonding재는 여러 가지의 조합이 있을 수 있는데, 가착재로 수용성 풀을 사용한 경우(metal bracket) 필자는 Shofu의 Beauty Ortho Bond의 primer(그림 5-7)와 paste(그림 5-8)를 사용하고 있다. 또한 가착재로 bonding용 레진을 사용한 경우에는 Beauty

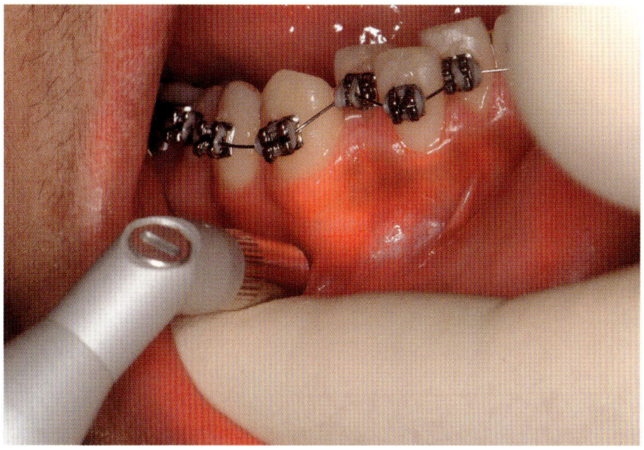

그림 5-6. Bonding이 끝나고 wire를 장착한 후 치근부에 레이저(Panasonic dental CO2 레이저 메스 'Panalas CO5Σ')를 조사하고 있다.

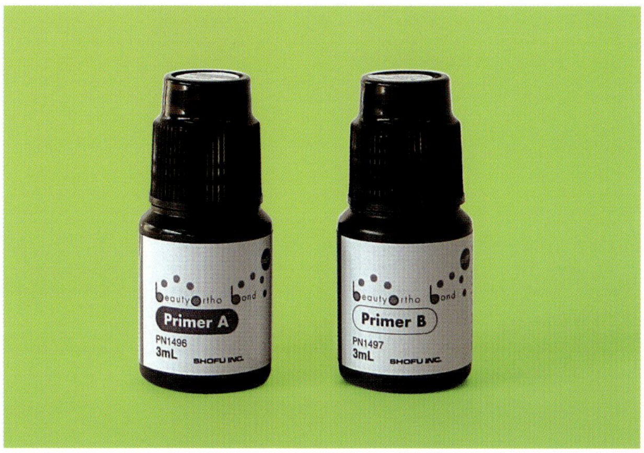

그림 5-7. Beauty Ortho Bond의 primer.

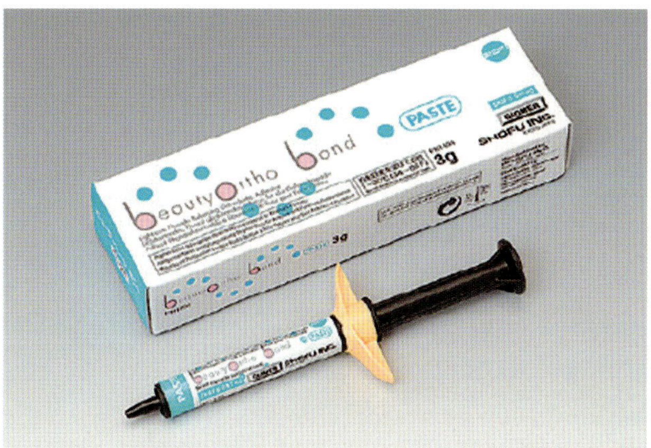

그림 5-8. Beauty Ortho Bond의 paste.

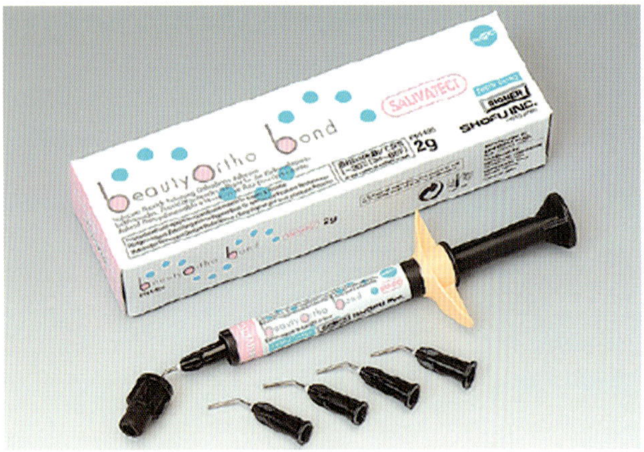

그림 5-9. Beauty Ortho Bond의 Salivatect.

Ortho Bond의 primer와 Salivatect(그림 5-9)를 조합하여 사용하고 있다.

Transfer core를 시적해 볼 필요는 없으므로 수용성 풀을 가착재로 사용한 경우의 bonding 순서는 아래와 같다.

❶ 불소를 포함하고 있지 않은 연마재로 치면세마를 행한 후 연마재를 충분히 물로 씻어 낸다.

⇩

❷ 건조시킨 상태에서 좌우 어느 한 쪽의 소구치에 primer를 도포한다.

⇩

❸ 소구치부 transfer core의 내면에 노출되어 있는 bracket base(그림 5-10)의 치경부에 적량의 bonding paste를 올린다. Bonding paste가 너무 많으면 치아의 협측전면에 bonding재가 한 층의 막이 되어 퍼져서 제거에

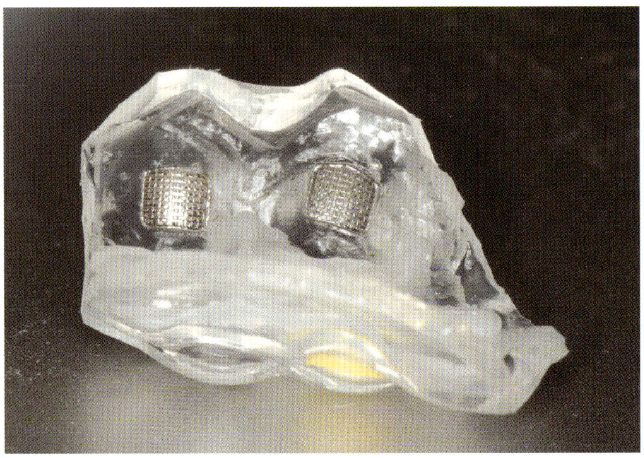

그림 5-10. Transfer core의 내부에 노출되어 있는 bracket base.

시간이 걸리므로 bonding paste의 양은 적절한 것이 좋다.

⇩

❹ 소구치부의 transfer core를 구강내에 장착하고 압접한다. 구강내 사진에서는 잘 알 수 없으므로 모형상에서 압접방법에 관하여 설명하도록 하겠다.

- 그림 5-11과 같이 상악 우측 소구치부에서 좌측의 검지는 교합면에, 우측의 검지는 bracket에 대고 적절한 힘으로 치면방향으로 압접한다.
- 또한 그림 5-12와 같이 검지와 중지로 bracket을 압접해도 좋다. 그 때 보조자는 손가락 사이에 광조사를 한다.
- 상악 좌측 소구치부에서는 그림 5-13과 같이 우측 검지는 교합면, 좌측의 검지는 bracket에 대고 적절한 힘으로 치면방향으로 압접한다. 그리고 그림 5-14와 같이 보조자가 좌우의 검지 사이로 광조사를 한다.
- 하악의 경우 우측은 좌측 손의 엄지를 교합면에 대고, 검지는 bracket에 대서 적절한 힘으로 치면방향으로 압접한다. 좌측은 우측의 엄지를 교합면

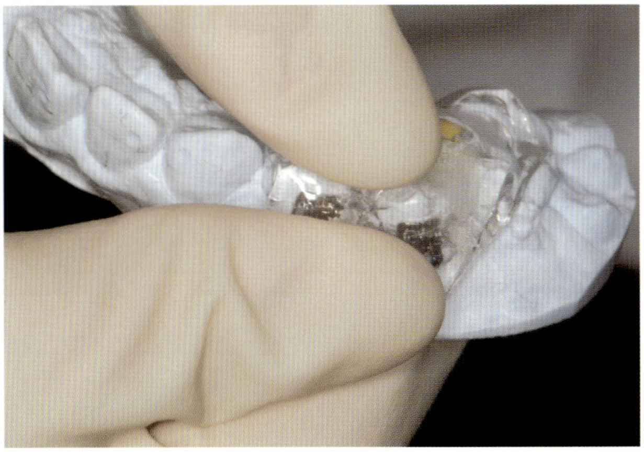

그림 5-11. 상악 우측 소구치부 transfer core의 압접방법.

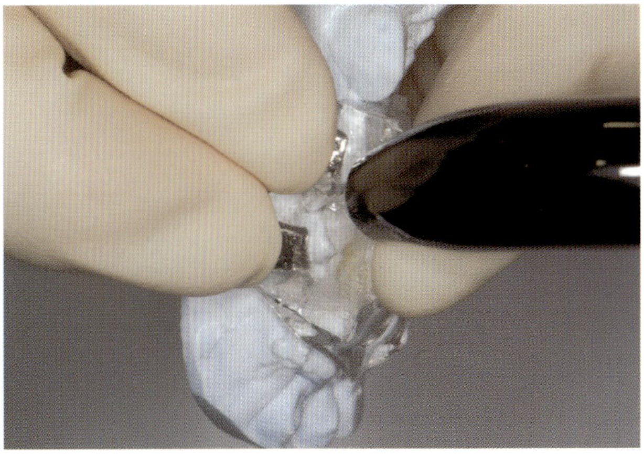

그림 5-12. 상악 우측 소구치부의 transfer core의 압접방법과 광조사 방법.

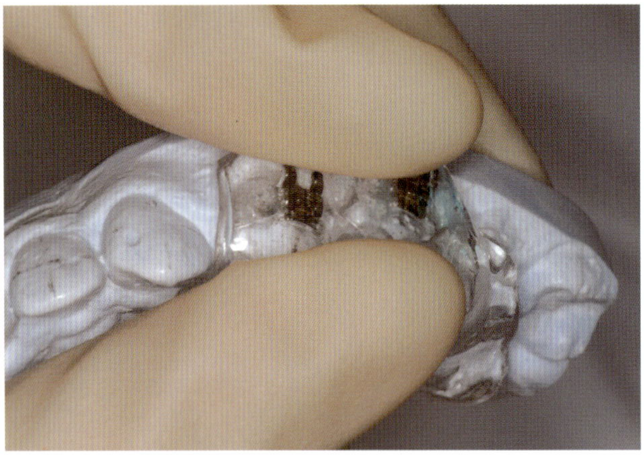

그림 5-13. 상악 좌측 소구치부의 transfer core의 압접방법.

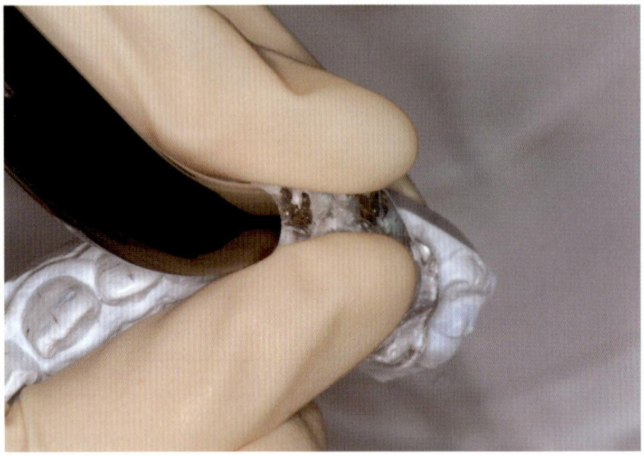

그림 5-14. 상악 좌측 소구치부의 transfer core의 압접방법과 광조사 방법.

에, 검지는 bracket에 대고 적절한 힘으로 치면방향으로 압접하면 된다.

• 광조사 시간은 고출력의 플라즈마 조사기를 사용하는 경우 1치아당 조사 시간은 10초 정도로 충분하다.

⇩

❺ 양측 소구치부의 bonding이 완료되면 소구치부에서와 같은 순서로 전치부의 bonding을 행한다.

⇩

❻ 6전치에 primer를 도포하고 전치부 transfer core의 내부에 노출되어 있는 bracket base의 치경부측에 소량의 bonding용 paste를 올린다(그림 5-15).

• 전치부의 transfer core를 구강내에 장착하여 압접한다.

• 소구치부와 마찬가지로 모형상에서 압접방법에 관하여 해설하도록 하겠다. 그림 5-16에서와 같이 상악의 경우 양손의 검지를 교합면에, 양손의

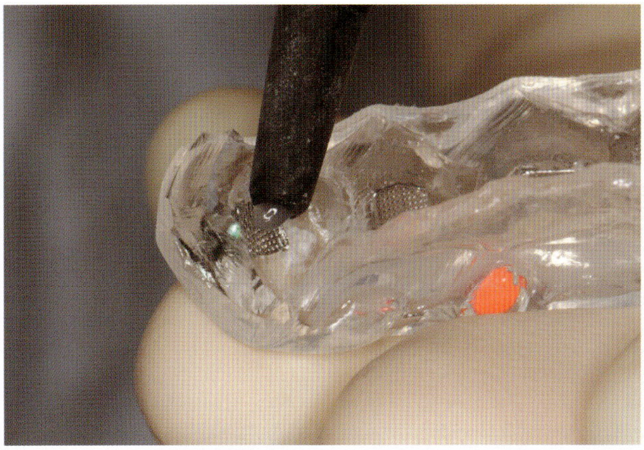

그림 5-15. Bracket base의 치경부측에 소량의 bonding용 paste를 syringe에서 직접 짜 올린다.

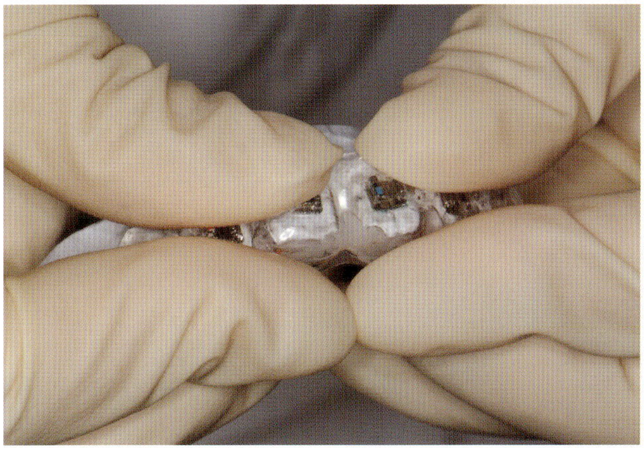

그림 5-16. 상악 전치부의 transfer core의 압접방법.

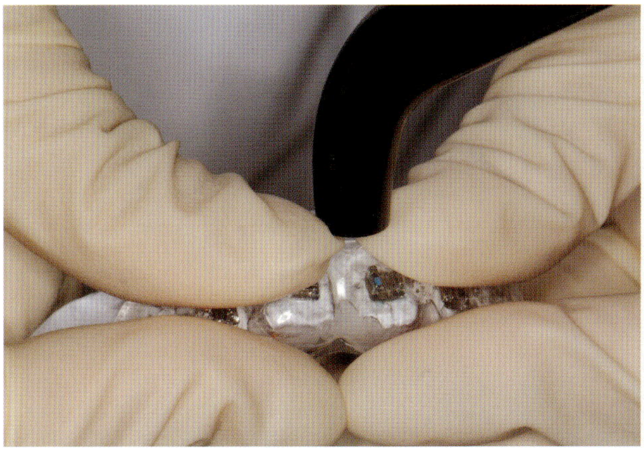

그림 5-17. 상악 전치부의 transfer core의 압접방법. 광조사기의 끝부분은 좌우 중절치 사이에 위치한다.

엄지는 중절치부의 bracket에 대고 적절한 힘으로 치면방향으로 압접한다. 그리고 좌우의 검지와 엄지 사이에서 광조사를 행한다(그림 5-17). 이때는 좌우중절치의 bracket 사이에만 수 초간 조사해 주면 된다.

- 그 다음 상악 좌우의 측절치와 견치를 중절치부와 마찬가지의 방법으로 압

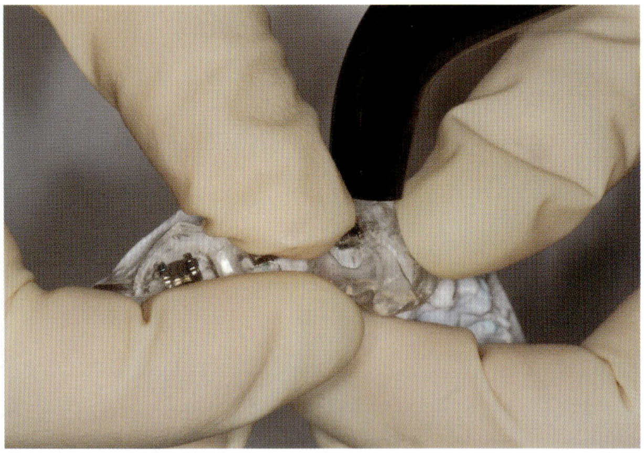

그림 5-18. 상악 전치부의 transfer core의 압접방법. 광조사기의 끝부분은 좌측 측절치와 견치 사이에 위치한다.

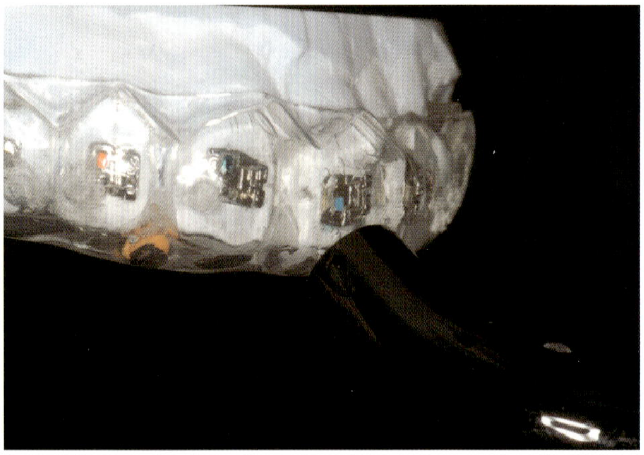

그림 5-19. 전치부의 광조사 방법.

접하고 측절치와 견치 사이를 수초씩 광조사(그림 5-18)한다. 이 조작이 완료된 후 부정교합 상태에 의해 균등하게 광조사가 되지 않았다고 생각되는 경우에는

- 6전치 모두에 수 초간 그림 5-19와 같은 각도로 압접 하지 않은 상태로 광조사 한다.
- 하악에서는 양손의 엄지를 교합면에 대고, 양손의 검지는 bracket에 대서 적절한 힘으로 치면방향으로 압접한다. 그리고 보조자는 좌우의 엄지와 검지 사이에서 각 치아에 광조사를 행한다. 이 때 엄지와 검지의 위치는 치아의 위치에 맞추어서 조금씩 슬라이드 시키면 된다.
- 가착재로 bonding용 레진을 사용한 경우 "custom made resin bracket base"가 장착되어 있으므로 불필요하게 resin base가 두꺼워지는 것을 방지하기 위해 base부에 Beauty Ortho Bond의 Salivatect를 도포, 압접하고 광조사 하여 bonding을 완료한다.

3. Transfer core의 철거

Transfer core의 철거조작도 간단하다. Transfer core의 각 part는 화학적으로 결합되어 있는 것이 아니라 기계적으로만 결합되어 있기 때문에 용이하게 철거할 수 있다.

Transfer core의 철거 순서는 아래와 같다.

❶ 2차 core의 철거

- 2차 core는 explorer를 사용하여 2차 core의 협측 혹은 설측을 들어올리듯이 띄워주면 빠르게 제거할 수 있다(그림 5-20).

⇩

❷ 1차 core의 철거

- 1차 core는 explorer를 사용하여 협측면에서 교합면측으로 벗겨나가면 한 덩어리로 제거할 수 있다(그림 5-21). Core의 재질은 탄성이 풍부하기 때문에 이 작업 중에 bracket이 치면으로부터 떨어지게 되는 큰 힘은 발생되지 않는다.

⇩

❸ Occlusal stopper의 철거

- 마지막에 교합면에 남은 occlusal stopper는 explorer로 걸어 당겨서 제거한다(그림 5-22).

Transfer core의 장착과 철거에 필요한 조작시간, 즉 bonding에 필요한 시간은 앞서 설명한 제품을 이용하고, 플라즈마 혹은 LED 타입의 조사기를 사용하면 bonding 개시로부터 수분이면 충분하다.

또한 이 과정 중에 주의하여야 할 점은 다음과 같다.

(1) Transfer core를 시적해보지 말 것(시적 후 철거 시에 core가 분해될 가능성이 있기 때문이다)

(2) Bonding용 paste를 bracket base에 올릴 때는 필요 최소한으로 할 것(너무 많이 올릴 경우 배출공으로 잉여레진이 빠져나오기는 하지만 치면에 레진 피막이 남아서 caries risk를 높이게 된다)

(3) Transfer core내의 bracket을 적절한 힘으로 치면에 압접할 것

(4) Transfer core 제거 시 explorer로 점막에 성처를 내지 않도록 유의할 것

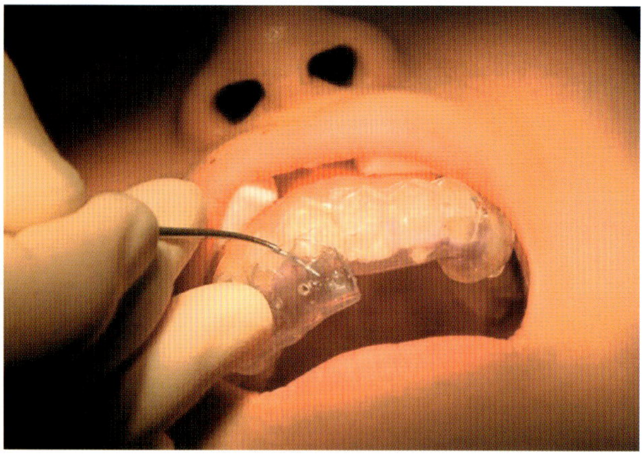

그림 5-20. Explorer를 이용하여 2차 core를 제거한다.

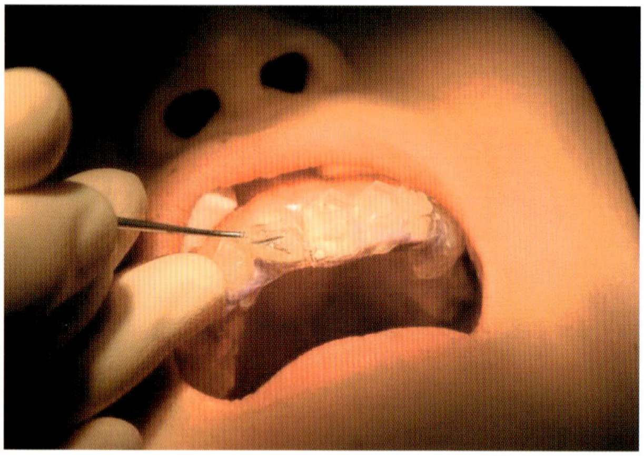

그림 5-21. 1차 core의 제거조작.

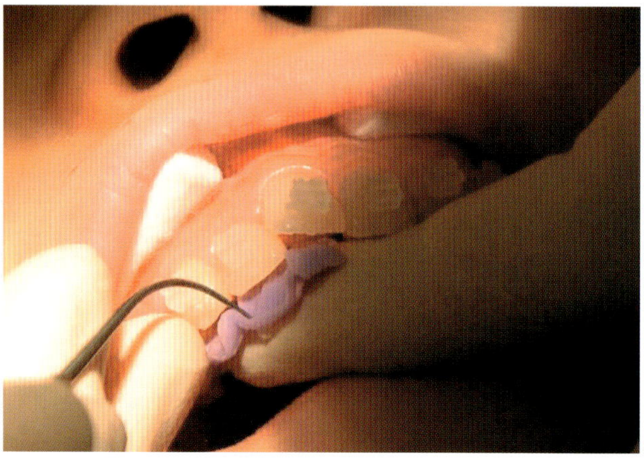

그림 5-22. Occlusal stopper의 철거.

4. 모든 기재에 대응 – 높은 범용성의 Shirasuka법

필자는 진료실에서 전술한 재료를 이용하여 bonding을 행하고 있지만, 이런 조합 외에도 etching재로 40% 인산에칭재, bonding재로는 화학중합타입 혹은 4-META/MMA-TBB 레진(Superbond 등)을 사용하는 경우도 많다.

필자가 임상에서 Beauty Ortho Bond를 사용하고 있는 이유는 불소의 release와 recharge 능력을 갖고 있어서 항우식 작용이 뛰어나기 때문이다. 또한 인산을 이용하여 etching한 경우와 비교하면 bonding재에 딸려있는 self-etching primer는 에나멜질의 탈회도는 떨어지지만 교정치료를 행하는 데 있어서 필요한 접착강도는 얻을 수 있다. 그리고 조작이 간단하여 빠르게 작업을 진행할 수 있는데, 본 장에서 소개한 바와 같이 transfer core를 분할함으로써 종래의 direct bonding법과 비교하여 보다 좋은 조건하에서 bonding을 행할 수 있다고 생각한다.

또한 화학중합 타입의 bonding재를 사용하는 경우에도 transfer core를 분할함으로써 보다 용이하게 bonding을 행할 수 있게 된다. 하지만 transfer core를 bonding재 초기경화 시간의 절반 정도의 시간동안 압접해야 하므로 transfer core를 분할하면 bonding에 요하는 시간이 길어지는 것이 단점이 될 수 있다.

그리고 4-META/MMA-TBB 레진을 이용한 경우 한꺼번에 많은 bracket에 bonding재를 올리는 것은 불가능하다. 그러므로 transfer core를 4분할 혹은 5분할해야 할 필요가 생기기 되고 그에 따라 bonding에 필요한 시간은 본 장에서 소개한 방법과 비교하였을 때 길어질 수 있다.

그러나 이들 재료를 indirect bonding법에 적용할 수 없다는 것은 아니다. 어떤 식으로 재료를 조합하더라도 이들 재료로 direct bonding법을 행하는 경우와 비교하여 indirect bonding법은 단시간에 bonding 작업을 행할 수 있다. 또한 지금까지 indirect bonding법의 장점으로 'chair time의 단축'을 강조하여 왔는데, indirect bonding법의 또다른 장점인 'bonding 시에 attachment의 positioning을 생각하지 않아도 되므로 스트레스가 경감된다'는 점, 그리고 'transfer core의 제작에 공이 들긴 하지만 모형상에서 생각했던 attachment의 positioning이 구강내에 재현된다'는 "환상적인" 장점을 잊어서는 안 된다.

여기에서 소개한 bonding 시의 사용재료는 어디까지나 하나의 예에 지나지 않는다. 필자가 현재 사용하고 있는 bonding 재료 중에서 Shirasuka의 indirect bonding법에 대응할 수 없는 것은 없다고 확신하다.

이러한 사항들을 참고로 하여 indirect bonding법을 도입해 보는 것은 어떨까 한다.

참고문헌

1) 保田好隆, 白須賀直樹, 高田健治 : インダイレクトボンディング法－誰でもできるブラケットポジショニングと効率性を求めて, ザ・クインテッセンス, クインテッセンス出版, 東京 20(11) : 83－92, 2001.
2) 保田好隆, 白須賀直樹, 高田健治 : インダイレクトボンディング法の実際－誰でもできるブラケットポジショニング－, ザ・クインテッセンス, クインテッセンス出版, 東京 21(1) : 187－198, 2002.
3) 保田好隆, 高田健治, 白須賀直樹 : インダイレクトボンディング法, デンタルエコー, 株式会社松風, 京都, 130 : 34－39, 2003.
4) Yasuda, Y., YANG, H.C., Yanagi, M. and Takada, K. : Indirect bonding method in the Osaka University-Orthodontics in the 21st Century, 大阪大学出版会, 大阪 : 204－205, 2002.
5) Takada, K., Yasuda, Y., YANG, H.C. and Yanagi, M. : Indirect versus direct bonding of bracket ; comparison of bracket failure, Orthodontics in the 21st Century, 大阪大学出版会, 大阪 : 206－207, 2002.
6) 白須賀直樹, 小野瀬正浩 : 矯正治療とインダイレクトボンディング－理想的な噛み合わせを得るために－, 歯界展望, 86(2) : 361－376, 1995..
7) 白須賀直樹, 小野瀬正浩 : 矯正治療とインダイレクトボンディング法, 株式会社松風 : 1－44, 1997.

제 6 장

Indirect bonding용 core의 국소적 교정치료(LOT)에의 응용

본 장에서는 indirect bonding법의 국소적인 교정치료(Limited Orthodontic Treatment/LOT)에의 응용에 관하여 소개하도록 하겠다.

필자는 sectional arch wire(예, 3~3)를 이용하여 치료를 하는 경우에도 indirect bonding법을 적용하고 있다(그림 6-1). 6개 정도는 'direct bonding으로 해도…' 라고 느낄 독자도 많으리라 생각한다. 하지만 다시 한 번 반복하는 것이 되지만 indirect bonding법을 사용하는 경우 시간 제약 없이 positioning에 충분히 신경을 쓸 수 있기 때문에 결과적으로는 치료기간의 단축이 가능해진다. 또한 술자에게 최대의 장점은 무엇보다도 bonding 시의 스트레스가 없다는 것이다.

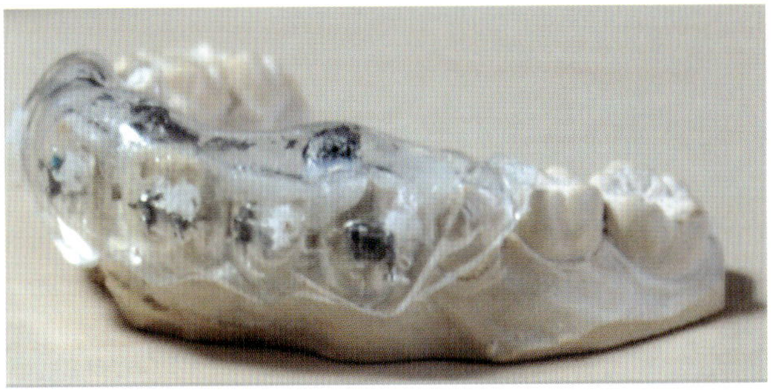

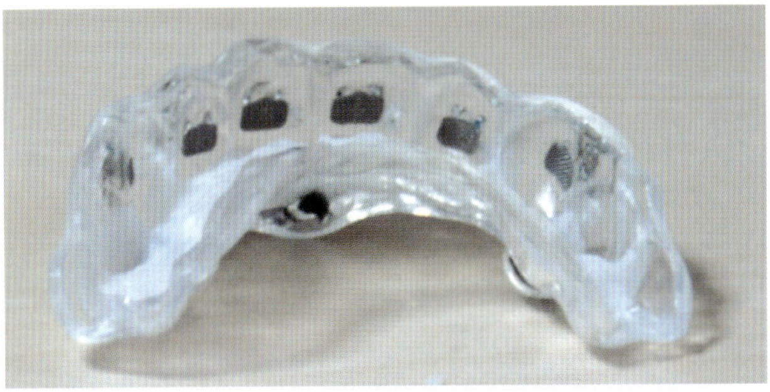

그림 6-1. Sectional용 core.

1. 일반치과에 있어서 국소적 교정치료의 필요성

일반치과의들은 전악적인 교정치료 증례보다도 다음과 같은 LOT를 행할 기회가 더 많다고 생각한다.

(1) 보철전처치로 대구치의 upright나 치근의 정출
(2) 치주질환의 예방이나 치료목적의 총생의 치료
(3) Flare out 된 전치의 설측경사
(4) 심미적 개선을 목적으로 한 상하전치의 배열

LOT를 행하는 경우에도 indirect bonding법을 응용함으로써 attachment의 bonding이 쉬워지고 치료효과도 향상시킬 수 있다. 구체적인 transfer core의 제작은 전악적인 방법과 거의 동일하므로 증례를 들어 설명하도록 하겠다.

증례는 카고시마현 사쓰마카와시 사카모토유우이치 선생님께서 제공해 주신 것이다.

하악 좌측 제1대구치가 조기 발거되어 제2대구치가 근심경사 되어있고 보철치료를 행하는 데 있어서 제2대구치의 근심경사를 수정할 필요가 있다고 진단된 증례(그림 6-2~6-5)이다.

치료방침으로 하악 좌측 견치와 소구치에는 bracket을, 제2대구치에 tube를 장착하여 edgewire 장치로 제2대구치를 upright 시키고, anchorage로써는 하악 좌측 견치로부터 우측 견치까지의 설측에 0.9mm의 교정용 wire를 bonding하기로 하였다.

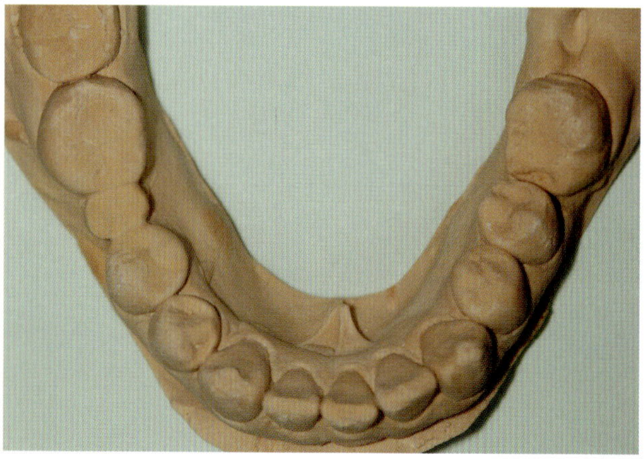

그림 6-2. 하악의 교합면관.

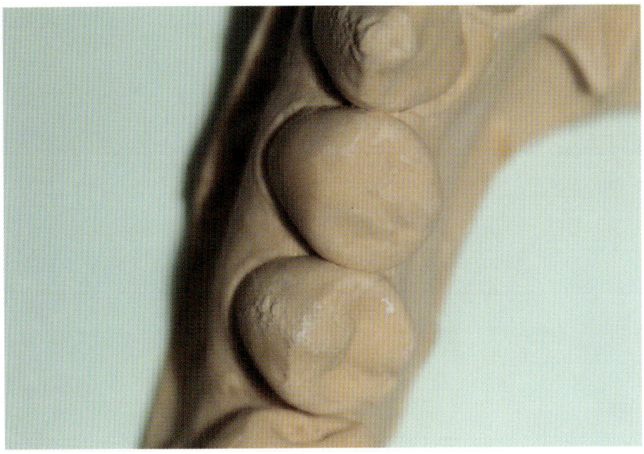

그림 6-3. 하악 좌측 구치부의 교합면관.

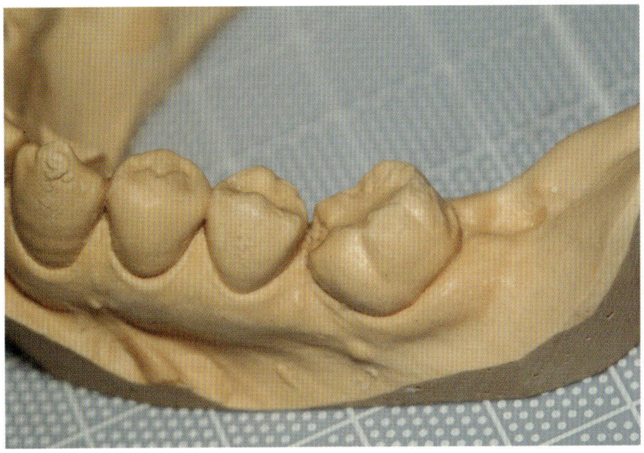

그림 6-4. 하악 좌측 구치부의 협면관.

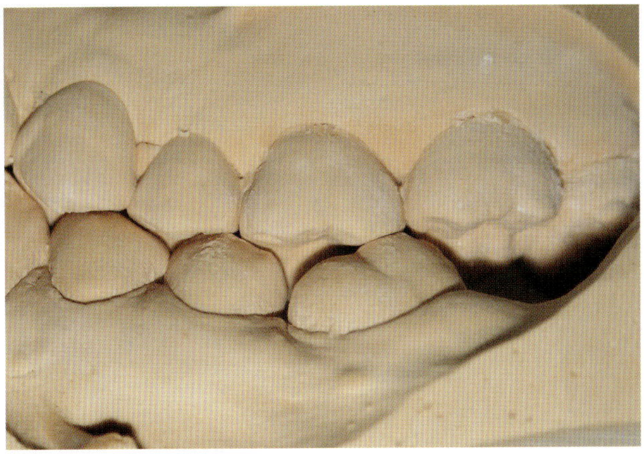

그림 6-5. 측면관.

우선 모형에 soaping액을 도포하고 bonding을 하지 않을 치아까지 occlusal stopper를 연장하여 제작한다(그림 6-6). 이 증례에서는 bracket을 장착하지 않는 하악 좌측 측절치까지 연장시켜 occlusal stopper를 제작하고, transfer core가 보다 안정될 수 있도록 측절치의 순면을 더 많이 커버하도록 하였다(그림 6-7).

Bracket을 모형상에 붙이기 전에 0.8mm 혹은 0.9mm의 교정용 wire를 하악 좌측 견치로부터 우측 견치의 설측에 맞추어 bending해 놓는다. 그림 6-8에서와 같이 bending한 교정용 wire에 광중합 레진 base를 제작해 놓으

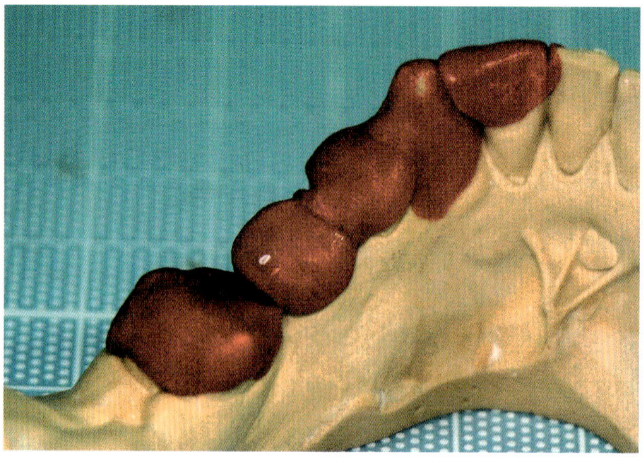

그림 6-6. Occlusal stopper.

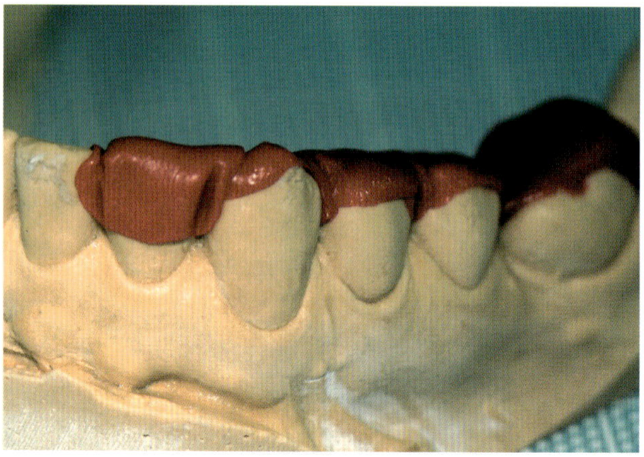

그림 6-7. Occlusal stopper.

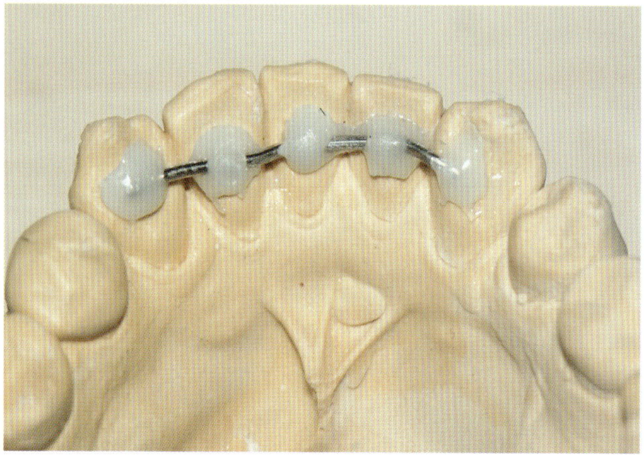

그림 6-8. 설측의 고정원.

면 구강내에 장착하기 쉽다.

Bracket은 wire bending을 많이 하지 않아도 되도록 위치시킨다(그림 6-9, 6-10).

가착재 경화 후 occlusal stopper를 다시 되돌려 놓은 후(그림 6-11)

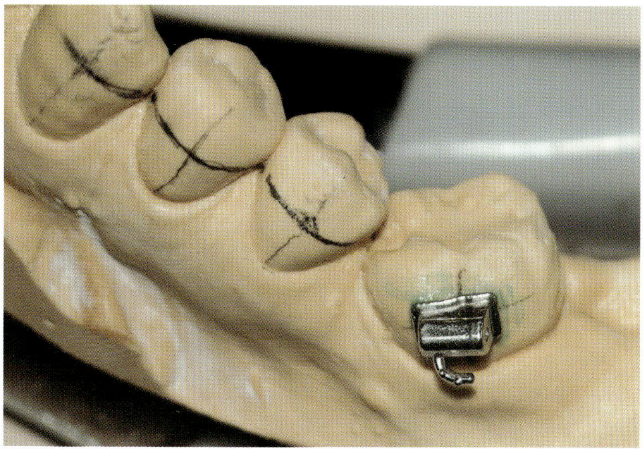

그림 6-9. Bracket과 tube의 배치.

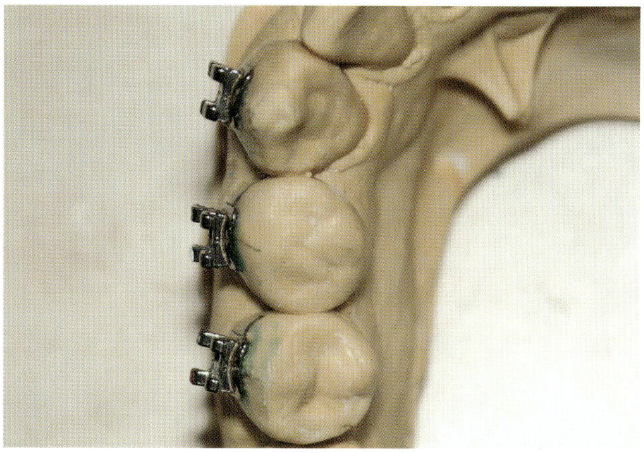

그림 6-10. Bracket과 tube의 배치.

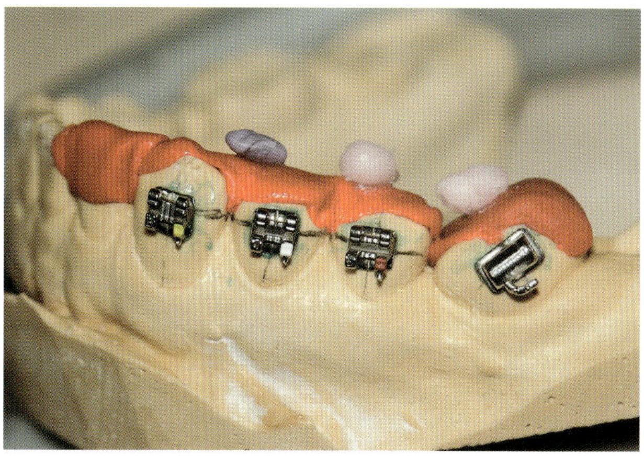

그림 6-11. 다시 제위치시킨 occlusal stopper.

Emiluma를 이용하여 1차 core를 제작한다(그림 6-12). 이 때 occlusal stopper의 교합면부에 열가소성수지(occlusal stopper와 같은 재료)를 이용하여 1차 core, 2차 core와의 기계적인 결합이 얻어질 수 있도록 배려해 놓으면 좋을 것이다. 또한 2차 core가 1차 core를 확고하게 감싸 안을 수 있도록 1차 core에 undercut이 부여되는 형태로 칼집을 내어 다듬는다(그림 6-13, 6-14). 그 후 2mm 두께의 mouth guard material을 이용하여 2차 core를 제작하고 주위를 트리밍하여 transfer core를 완성한다.[1,2]

그 다음 transfer core를 이용하여 bracket 및 tube를 bonding 한 후 제작해 놓은 좌우 견치간의 설측 lingual bar를 장착한다. 순서를 역으로 하면 transfer core를 장착할 수 없게 되므로 순서에 주의한다.

Direct bonding법을 이용하는 경우 한정된 시간내에, 그것도 직시하기 어려운 구치부에서 적절한 위치에 bracket을 장착하는 것은 쉽지 않은 일이다. 더욱이 교정치료를 일상적으로 행하지 않는 일반치과의에게는 상상 이상으

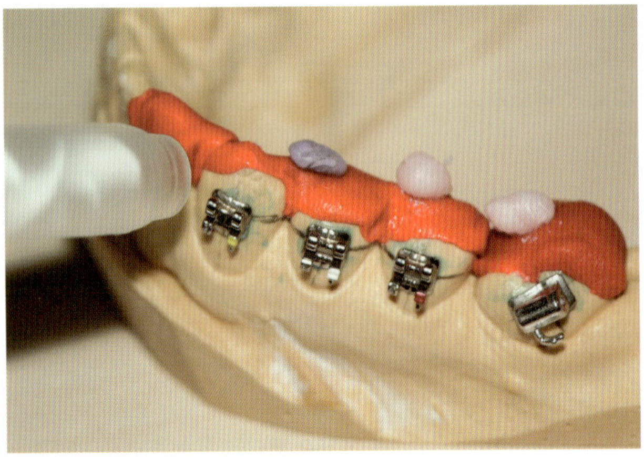

그림 6-12. 1차 core의 제작.

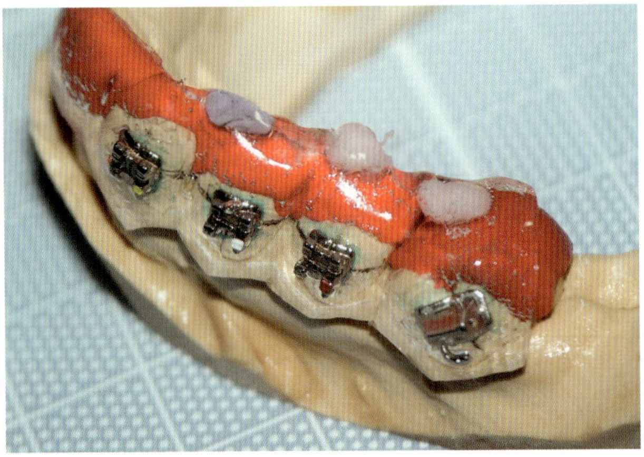

그림 6-13. 1차 core의 변연.

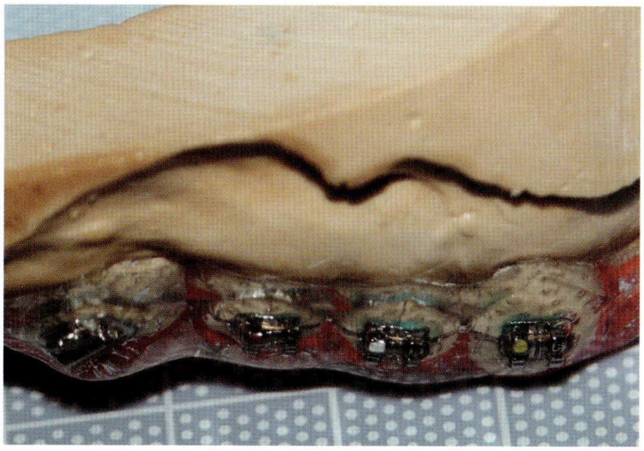

그림 6-14. 1차 core의 변연.

로 어려운 일이 될 수도 있다.

하지만 Shirasuka의 indirect bonding법을 이용하는 경우에는 단시간에 쉽게 bracket을 장착할 수 있다. 또한 사용하는 wire도 모형상에서 어느 정도 bending해 놓을 수 있기 때문에 LOT를 행하는 경우 효율적으로 치료를 진행시킬 수 있다고 생각한다.

2. Shirasuka의 indirect bonding법을 성공시키기 위하여

Shirasuka의 indirect bonding법의 성공에 필요한 몇 가지 포인트를 열거하도록 하겠다.

1) 작업용 모형의 제작 시 주의사항

- 정확한 인상을 채득한다.
- 알지네이트 인상재로 충분하다.
- 석고는 초경석고가 좋다.
- 인상재와의 궁합이 좋은 초경석고를 선택한다.
- 진공연화기를 이용하여 석고를 연화시킨다.

이상의 포인트에 주의하지 않으면 transfer core를 아무리 정성껏 제작하였다 하더라도 bonding이 잘 이루어지지 않을 수 있다.

2) Transfer core의 제작 시 주의사항

- Occlusal stopper는 가능하다면 각각의 치아별로 제작한다. 왜냐하면 occlusal stopper를 다시 제위치로 되돌렸을 때 적합이 좋지 않을 경우 occlusal stopper를 분해하여 제작한 순서로 다시 모형상에 배치시키면 적합성이 향상되기 때문이다.
- Bracket을 가착할 때 모형의 치면에 bracket을 충분히 압접시킨다.
- Bracket 주변의 여분의 수용성 가착재인 Semiadhesive는 어느 정도 경화된 후 제거하는 것이 좋다. 경화 전에 제거하려하면 bracket이 움직일 가능성이 있기 때문이다. 하지만 가착재로 레진을 이용한 경우에는 경화 전에 bracket 주위의 여분의 가착재를 제거하지 않으면 안 된다.
- 가착재인 Semiadhesive가 충분히 경화되기까지는 어느 정도의 시간을 필요로 한다. 그러므로 가착재가 경화된 것을 확인한 후에 1차 core의 제작을 시작한다.
- 금속 bracket의 가착재로 레진을 이용하는 경우에는 dual cure type의 레진을 사용하는 것이 좋다.
- 치은이 bracket base에 접촉하여 적절한 위치에 배치할 수 없는 경우에는 carborundum point 등을 이용하여 금속 bracket의 base를 삭제하는 것이 좋다.
- 본 장의 본문 중에 기술하였지만 occlusal stopper의 교합면부에 열가소성수지(occlusal stopper와 같은 재료)를 이용하여 1차 core, 2차 core와의 기계적인 결합이 이루어지도록 배려해 놓는 것이 좋다.
- 2차 core를 제작할 때는 1개의 모형에 대해 한 장의 mouth guard material만 사용하도록 한다.
- Mouth guard material 한 장을 여러 번 모형에 사용하면 매우 얇아지는 부분이 발생하여 강도의 저하로 이어지게 된다. 또한 mouth guard material을 연화 및 압접한 후에 급랭시키기 위하여 물속에 담그게 되는데, 가착재로 레진을 사용한 경우에는 레진의 열화가 발생하므로 장시간 물에 넣어두지 않도록 해야 한다.
- Bracket 내면 및 모형 표면에 붙어 있는 수용성 가착재를 충분히 제거하지 않으면 안 된다. 그렇게 하지 않으면 bracket 탈락의 원인이 될 수 있다.
- Transfer core의 완성 후 bracket 내면에 수분이 남아 있게 되면 이 또한 탈락의 원인이 되므로 충분히 건조시켜야 한다.

3) Bonding 시 주의사항

- Transfer core를 치면에 충분히 압접시킬 것
- 금속 bracket에 광중합 bonding재를 이용한 경우 충분히 광조사를 행할 것
- Plastic bracket을 사용하는 경우 bonding재와의 궁합이 좋은 것을 사용할 것

우선적으로 떠오르는 주의사항들을 열거해 보았다. 처음에는 생각처럼 잘 되지 않을 수도 있지만 익숙해지면 반드시 성공할 수 있으므로 꼭 시도해 보길 바란다.

그리고 다음 장에서는 기초편의 마무리로써 Shirasuka법을 적용하면서 자주 부딪히게 되는 문제점들을 열거하고, 이에 대한 처치법에 관하여 자세하게 해설하도록 하겠다. 본 장의 내용과 함께 Shirasuka법에 의한 indirect bonding법을 성공의 길로 이끄는 Q & A로 활용하였으면 한다.

참고문헌

1) 保田好隆，白須賀直樹，保田好秀：IDBS(Indirect Bonding System)の理論と臨床-4　白須賀法によるインダイレクトボンディング用コアの作成(前編)．矯正臨床ジャーナル，東京臨床出版，東京，5，99－105，2005．
2) 保田好隆，白須賀直樹，保田好秀：IDBS(Indirect Bonding System)の理論と臨床-5　白須賀法によるインダイレクトボンディング用コアの作成(後編)．矯正臨床ジャーナル，東京臨床出版，東京，7，43－50，2005．
3) 保田好隆，白須賀直樹，保田好秀：IDBS(Indirect Bonding System)の理論と臨床-6　白須賀法によるインダイレクトボンディング用コアの装着．矯正臨床ジャーナル，東京臨床出版，東京，9，41－48，2005．

제 7 장

Indirect bonding법에서 문제가 발생했을 경우의 대처법

Indirect bonding법이 만능은 아니어서 아무리 노력해도 잘 안 되는 경우가 있다. 그래서 본 장에서는 indirect bonding의 문제발생 시 나름대로의 대처방법에 관하여 소개하도록 하겠다.

문제가 발생하였을 때 결과적으로 다음과 같은 상황이 발생하게 된다.

(1) 치아에 bracket이 붙어있지 않다.

(2) 치아에 bonding된 bracket이 모형에 위치시킨 곳과 차이가 많이 난다.

(3) Bonding 직후 결찰하자마자 쉽게 떨어져 버린다.

(4) 치면에 bonding재가 많이 남아 있어서 제거에 시간이 많이 걸린다.

(5) Bonding 전에 core가 분해되어 버린다.

모처럼 좋은 bonding 방법을 찾았다 하더라도 위의 상황이 계속되면 많은 비용과 시간을 들여 transfer core를 제작할 의미가 없어져 indirect bonding을 행하지 않게 될 것이다. 그렇게 되지 않길 바라면서 문제가 발생하였을 때의 대처방법에 관하여 아래에 설명하도록 하겠다.

1. 치아에 bracket이 붙어있지 않다.

Direct bonding과 마찬가지로 치아에 bracket이 붙지 않는 원인으로는 불충분한 치면세마, etching이나 primer의 불충분한 처리 등을 들 수 있다. 이러한 경우 bonding재는 치면에 남지 않고 bracket base에만 붙어있게 된다. 또한 bonding재와 bracket과의 궁합이 맞지 않은 것도 원인이 될 수 있다.

예를 들어 저자는 진료실에서 심미적인 bracket의 장착을 희망하는 발치증례에 대해서 세라믹이나 인조사파이어 bracket을 장착하고 있는데, 나중에 발거할 치아에는 plastic bracket을 bonding하고 있다. 그 이유는 초기 leveling에 의해 치근막이 넓어짐으로써 발치하기가 쉬워질 뿐 아니라 arch wire가 협점막으로 파고들어가지 않게 되어 위화감이 줄기 때문이다. 그런데 이때 세라믹이나 인조사파이어 bracket은 치면에 확실하게 접착되지만, plastic bracket은 치면에 bonding재를 남겨놓은 채(bracket base에는 bonding재가 남아 있지 않은 상태) 탈락되는 상황을 자주 목격하게 된다. 그러므로 금속 이외의 bracket에 대해서는 bonding재와의 궁합을 각 bracket 판매원에 확인하도록 한다.

또 다른 이유로는 indirect bonding법 특유의 상황으로서 transfer core를 치면에 압접할 때의 힘이 부족한 것도 생각해 볼 수 있다. Indirect bonding법에서는 transfer core를 구강내에 단순히 장착하는 것만으로는 안 되고, transfer core의 형태를 변형시키지 않을 정도의 힘으로 교합면측에서는 transfer core가 떠오르지 않도록 압접하고, core 협측에서는 bracket을 치면에 대해 되도록 수직방향으로 압접시킬 필요가 있다(그림 7-1). 그것을 확인할 수 있도록 Emiluma와 mouth guard material도 무색투명으로 되어 있

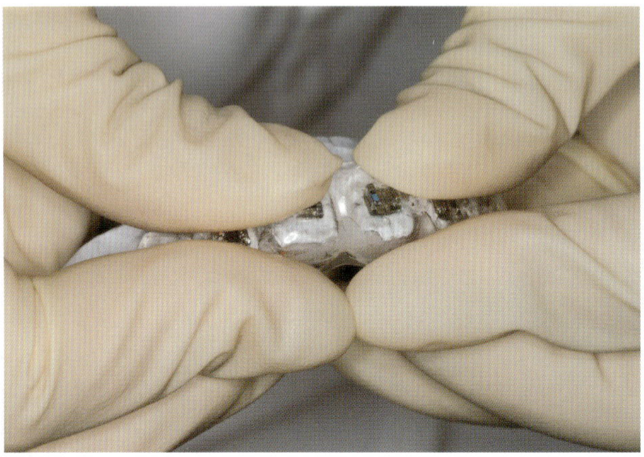

그림 7-1. Transfer core set 시의 압접방법.

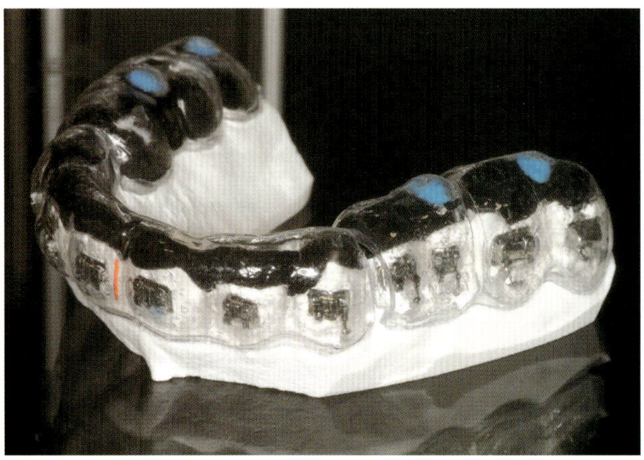

그림 7-2. Shirasuka법의 transfer core.

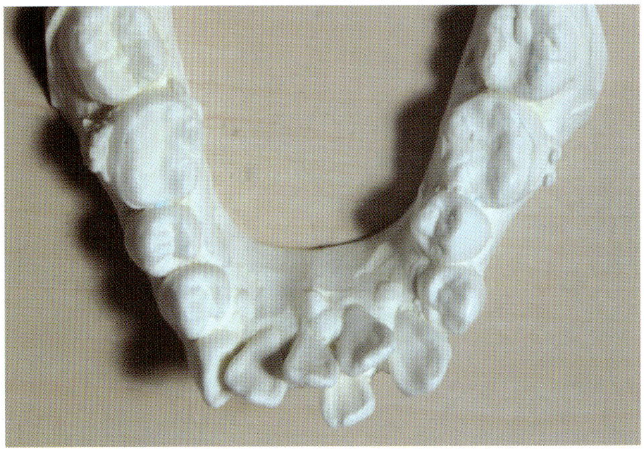

그림 7-3. 총생이 너무 심하여 모든 치아에 indirect bonding을 할 수 없는 증례.

는 것이다(그림 7-2).

또한 '압접할 때의 힘의 부족' 이외의 원인으로서는 총생이 너무 심하여 transfer core의 표면에서 치면까지의 거리가 먼 경우를 들 수 있다(그림 7-3). 이러한 경우에는 견치를 원심으로 이동시키고 측절치가 움직일 수 있는 공간이 만들어지고 난 다음 측절치의 적절한 위치에 direct bonding을 행하는 편이 낫다. 즉 direct bonding도 할 수 없는 위치에 치아가 있는 경우 혹은 적절한 위치에 bracket을 붙일 수 없는 경우에는 해당치아의 indirect bonding은 잠시 미루고 나중에 상황이 변화한 후에 direct bonding을 하는 것이 좋다고 생각한다. 무리한 상황에서 indirect bonding을 행하지 않는 것이 오히려 성공의 비결이 될 수 있지 않을까 한다.

그리고 bracket base에 가착재가 남아 있는 것도 탈락의 원인이 된다. 특히 수성이 아닌 유성 풀을 가착재로 사용한 경우 bracket base에 유성 성분이 남으면 bonding을 방해하게 된다. 가착에는 4장의 'Indirect bonding용 core의 제작' 에서 기술한 바와 같이 Semiadhesive나 Laboratory Adhesive(그

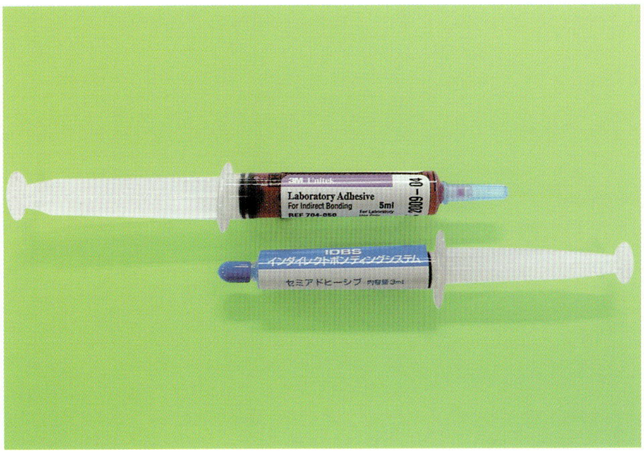

그림 7-4. 가착재 "Semiadhesive" "Laboratory Adhesive"

림 7-4)와 같은, 색을 띤 수용성의 재료를 사용하는 것이 가착재의 잔류를 확인할 수 있기 때문에 유리하다.

2차 core의 제작 후 가착재는 물로 충분히 씻어 제거한다. 그 후 bracket base는 충분히 건조시켜 주어야 하는데, 건조가 불충분해 수분이 남이 있게 되면 bracket base의 mesh에 bonding재가 침투하지 못하게 되어 탈락의 원인이 될 수 있다.

가착재로 bonding재를 사용한 경우에도 주의가 필요한데, 2차 core 제작 시 냉각시키기 위해 물속에 장시간 넣어두게 되면 bonding재가 열화되어 탈락의 원인이 되기 때문이다. 또한 광중합 타입의 bonding재를 가착재로 사용한 경우는 충분히 광조사를 하거나 태양광이 비치는 장소에 모형을 방치한다거나 하여 가착재를 완전히 경화시키지 않으면 안 된다. 부분적으로 중합된 경우에는 적합 불량이나 탈락의 원인이 될 수 있다.

혹시 indirect bonding을 행하기 전에 미중합 부분이 있다는 것을 알았다면 가급적 bracket base에 붙어 있는 bonding재를 제거하고 다시 bracket base에 bonding재를 올려서 indirect bonding을 행하는 것이 좋다.

2. 치아에 bonding된 bracket이 모형에 위치시킨 곳과 차이가 많이 난다.

Shirasuka의 indirect bonding법에서는 occlusal stopper(그림 7-5)가 있기 때문에 다른 indirect bonding법과 비교하면 이와 같은 현상이 잘 생기지 않는다. 하지만 비록 Shirasuka법의 transfer core라고 하여도 다음의 상황에서는 위와 같은 문제가 발생할 수 있다.

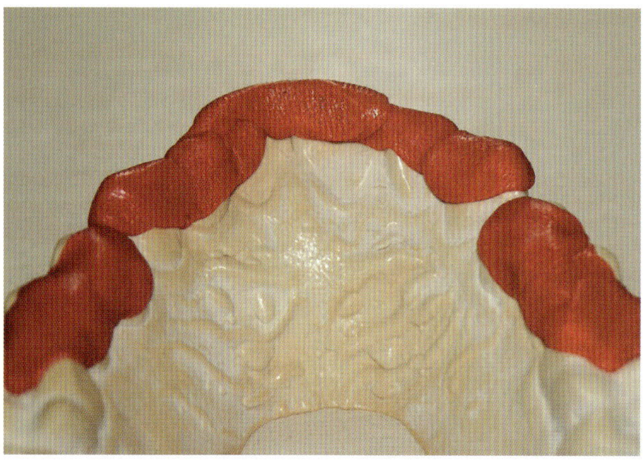

그림 7-5. Occlusal stopper.

1) Indirect bonding 전에 발치를 행한 경우

발치를 행한 경우 발치된 부위의 전후 치아는 시간이 지나면서 이동하기 시작한다. 그렇기 때문에 발치 전의 모형에서 제작된 transfer core를 발치 후에 사용하게 되면 모형상의 위치와 다른 곳에 bonding되게 된다. 특히 저위순측 전위되어 있는 견치는 제1소구치 발거 후 급속하게 원심방향으로 이동하기 때문에 주의가 필요하다. 그러므로 indirect bonding을 하는 경우에는 bonding 후에 발치할 것을 추천한다.

2) 맹출 중(교합선에 이르지 못한)인 치아의 경우

치아가 교합선에 이르지 못한 경우에는 맹출을 계속하기 때문에 transfer core의 적합이 불량해지게 되고, 이로 인해 모형상의 위치와 다른 곳에 bonding될 수 있다. 그러므로 맹출 중의 치아는 transfer core에 포함시키지 않고 해당부위는 indirect bonding을 행하지 않는 편이 좋다고 생각한다.

3) Bonding 시 bonding재가 너무 많은 경우

Shirasuka법의 transfer core에는 잉여 bonding재가 core 내부에 남지 않도록 배출공을 형성해 놓았다. 그러나 너무 많은 양의 bonding재를 bracket base에 올리면 잉여 bonding재 모두가 배출공으로 빠져나오지 못하고 core 내에 남아버리게 된다. 그 결과 치면으로부터 bracket이 뜨게 되어 bracket의 위치 이상이라는 결과로 이어질 수 있다. 그러므로 bonding재는 적절한 양만 사용하도록 한다.

4) Transfer core가 확실히 장착되지 않는 경우

공들여 core를 제작하였어도 occlusal stopper가 확실히 제위치로 들어가게 core를 삽입하지 않으면 모형상에 부착한 bracket의 위치가 재현되지 않게 된다. 때문에 occlusal stopper가 적절한 위치로 들어갈 때까지 core를 확실하게 압접할 필요가 있다.

5) Transfer core 제작 시 실수에 의한 경우

① Occlusal stopper가 변형되었다.

Occlusal stopper를 형성하는 열가소성수지는 취급이 어렵다. 그래서 occlusal stopper를 제작할 때는 모형을 뜨거울 정도로 데우고, 각 치아별로

occlusal stopper를 제작하는 것이 좋다. 그리고 occlusal stopper 제작 후에는 시간을 지체하지 않고 바로 다음 단계로 넘어가는 것이 좋다. 또한 신경이 쓰일 정도의 변형이 발생한 경우에는 다시 occlusal stopper를 제작하는 편이 더 낫다.

② 가착재가 경화되는 사이에 bracket이 움직여버렸다.

수용성 가착재를 사용하는 경우 경화까지는 어느 정도의 시간이 필요하기 때문에 그 사이에 가착재의 농도나 모형의 위치에 따라서 중력에 의해 bracket의 위치가 변하는 경우가 있을 수 있다. 그러므로 1차 core의 제작 시에는 반드시 bracket position을 확인할 필요가 있다.

③ 2차 core가 부분적으로 얇아져서 transfer core 전체가 안정적이지 않다.

치아가 저위에 있어서 모형의 기저면과의 거리가 짧은 경우, 전치가 심하게 순측경사되어 있는 경우, 2차 core를 수 회 제작해서 vacuum adaptor가 너무 뜨거워져 있는 경우, 한 장의 mouth guard material로 2차 core를 몇 번 만든 경우 등에서는 2차 core가 부분적으로 얇아져서 transfer core를 일체화시키는 기능이 상실되어 결과적으로 bracket의 위치를 틀어지게 할 수 있다. 그러므로 모형을 트리밍할 때 모형의 두께나 전치부의 경사 각도에 주의해야 하는 것이 매우 중요하다. Vacuum adaptor가 너무 뜨거워져 있는 경우에는 시간을 두고 냉각시킨 후에 작업을 시작하는 것이 좋다. 또한 한 장의 mouth guard material로는 한 개의 2차 core만을 제작한다는 규칙을 지키면 위와 같은 실패를 줄일 수 있다.

④ 배출공이 뚫려 있지 않다. 제기능을 못한다.

잉여 bonding재를 core의 외부로 내보내기 위한 배출로가 형성되어 있지 않은 경우에는 bonding재의 존재 때문에 bracket의 위치가 변화될 수 있다. 또한 배출로가 형성되어 있다하더라도 bracket base의 근심 혹은 원심 교합면측에 접해 있지 않으면 제기능을 못하는 경우가 많다.

또한 배출공을 형성할 때의 "부스러기"가 배출로 내에 남아있는 경우가 있는데, transfer core의 완성 후 반드시 핀셋 등으로 "부스러기"를 제거하고, explorer 등으로 배출로가 core의 내외부를 관통하고 있는지 확인할 필요가

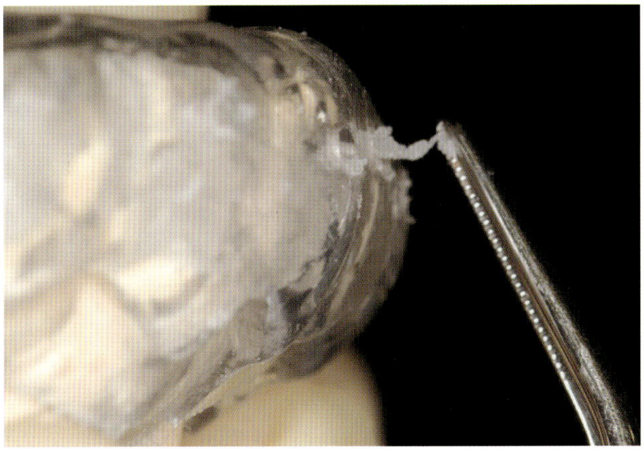

그림 7-6. "부스러기"의 제거.

있다(그림 7-6).

3. Bonding 직후 결찰하자마자 쉽게 떨어져 버린다.

이는 bonding재의 능력이 제대로 발휘되지 못한 것에 기인한다고 생각할 수 있다. 압접이 부족하여 bonding재가 두꺼워져 발생했을 가능성도 있다. 그 외에는 전술한 '치아에 bracket이 붙어있지 않다' 의 대처법에 준하면 될 것이다.

4. 치면에 bonding재가 많이 남아 있어서 제거에 시간이 많이 걸린다.

이는 필요 이상의 bonding재가 transfer core내에 남아서 1차 core와 치면 사이로 흘러 들어간 것이 원인이라고 생각한다. 이러한 문제의 해결을 위해서는 적절한 양의 bonding재를 사용하고 배출공을 확실하게 뚫어놓아야 한다.

5. Bonding 전에 core가 분해되어 버린다.

Shirasuka법의 transfer core의 각 부분은 화학적으로 결합되어 있지 않고 물리적으로 결합되어 있기 때문에 이런 현상이 발생할 수 있다. 하지만 이러한 경우는 실패가 아니기 때문에 transfer core의 제작 순서를 생각하면서 순서에 따라 차분하고 냉정하게 다시 조립하면 된다. 이런 현상을 방지하기 위해서는 transfer core를 모형으로부터 철거할 때 다음과 같은 순서로 행하면 좋다.

❶ 미리 sonic cutter나 heat cutter 등으로 transfer tray의 2차 core의 불필요한 부분을 대략적으로 절제해 놓는다.

⇩

❷ 그 다음 transfer tray의 치경부로부터 교합면측 방향으로 손가락으로 밀어 올리듯이 힘을 줘서 bracket을 모형으로부터 제거한다.

⇩

❸ 설측 혹은 구개측의 transfer core의 표면으로부터 explorer를 occlusal stopper에 찔러 넣어서 들어 올리듯이 힘을 가한다. 찔러 넣는 장소를 옮겨가면서 조금씩 transfer core를 들어 올리면 transfer core가 한 덩어리로 모형으로부터 분리된다.

⇩

❹ 모형으로부터 분리된 transfer core의 외형을 가위 등으로 다듬어 완성한다.

본 장에서는 Shirasuka법의 indirect bonding을 시행하면서 발생할 수 있는 문제점의 원인과 그 대처 방법에 관하여 기술하였다. 만약 생각처럼 잘 되지 않을 때에는 필자에게 직접 질문하기 바란다.

이상 기초편을 통하여 indirect bonding법(Shirasuka법)의 개요와 기본적인 테크닉에 관하여 설명하였다. 본문에서도 언급한 바와 같이 본 시스템은 술자와 환자 모두에게 커다란 이익, 즉 교정치과가 안고 있는 많은 과제의 해결에 도움을 줄 수 있는 방법이라고 해도 과언은 아닐 것이다.

[증례편]

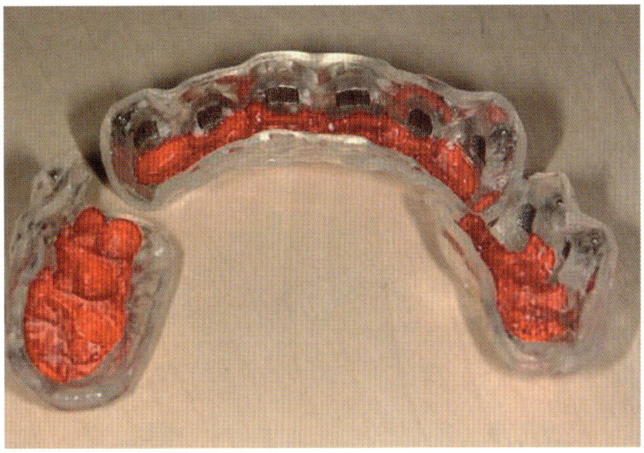

제8장 성공사례 - 테크닉의 요점

증례 1 하악에 metal bracket을 장착한 피개가 얕은 증례

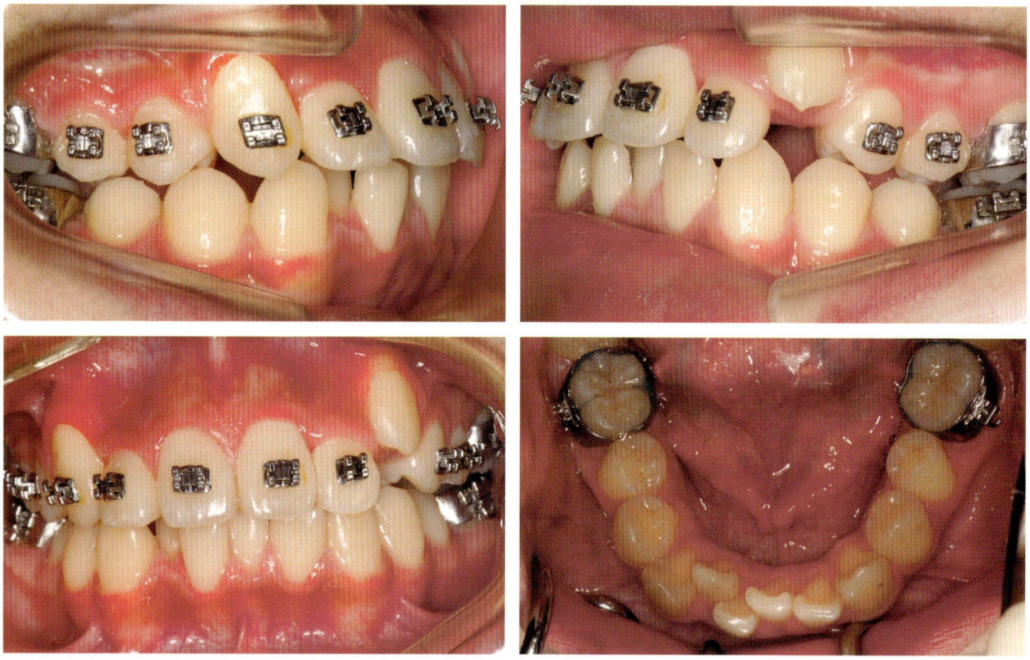

● Bonding 전의 사진. 하악에 indirect bonding을 행하기 전.

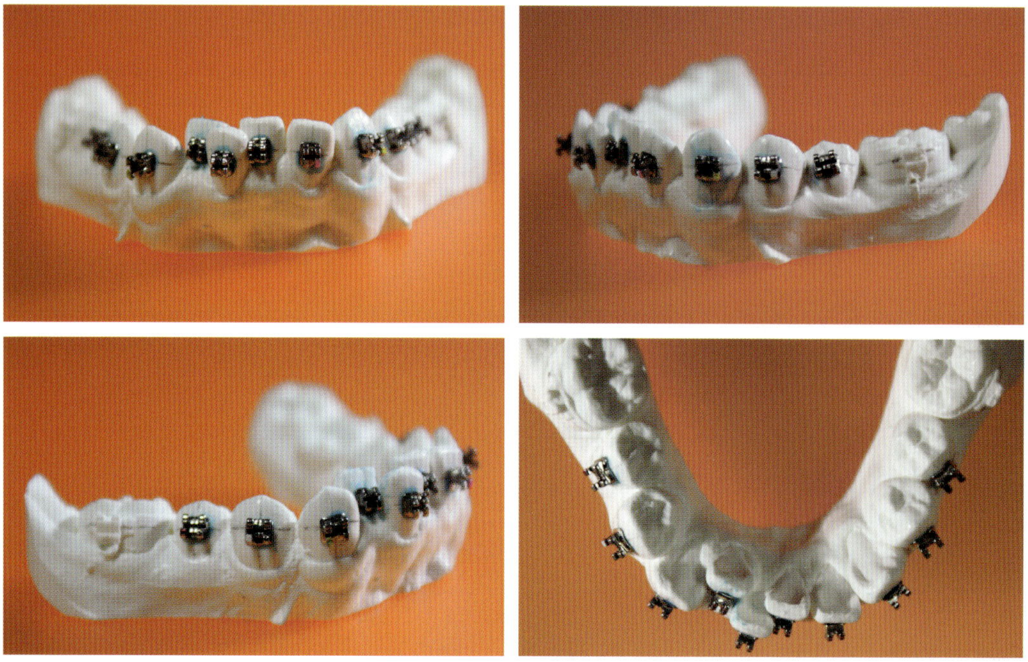

● 구강모형에 bracket positioning을 행하였다.

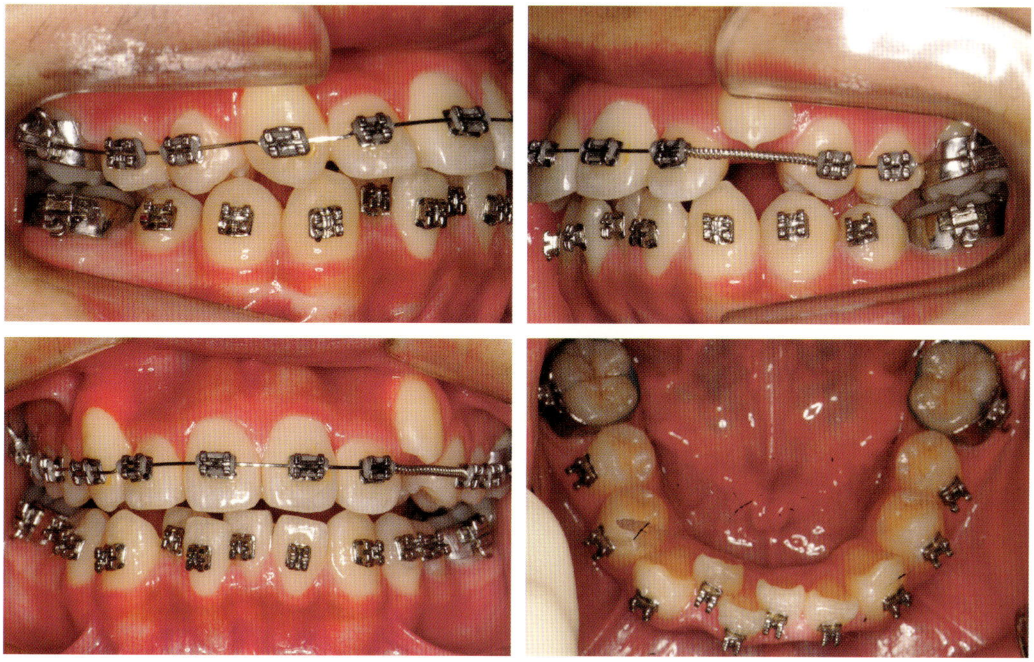

● Bonding 후의 사진. 하악에 indirect bonding을 행하였다.

증례 개요

- 본 증례는 하악 전치에 총생이 있는 증례로서 비교적 피개가 얕았기 때문에 positioning을 행하는 데 있어서 제약은 없었다.
- 단 우측 측절치가 설측전위되어 있었기 때문에 해당부의 압접이 어려웠다.
  Core는 좌우측의 견치와 제1소구치 사이를 분할하여 사용하였다.
- 주의사항으로는 전치부의 압접방법을 들 수 있다. 측방치의 core에는 2개의 bracket밖에 들어있지 않지만 전치부에는 6개의 bracket이 포함되어 있고, 그 모두를 동시에 압접하지 않으면 안 되었다. 그 이유는 광조사시에 압접하지 않은 부위의 bonding재까지 경화될 가능성이 있기 때문이다.
- Metal bracket의 모형상에서의 가착은 Semiadhesive(Shofu)를, 치면에서의 접착에는 Beauty Ortho Bond(Shofu)를 사용하였다.

증례 2 상악에 metal bracket을 장착하고 고정원 보강장치를 장착한 증례

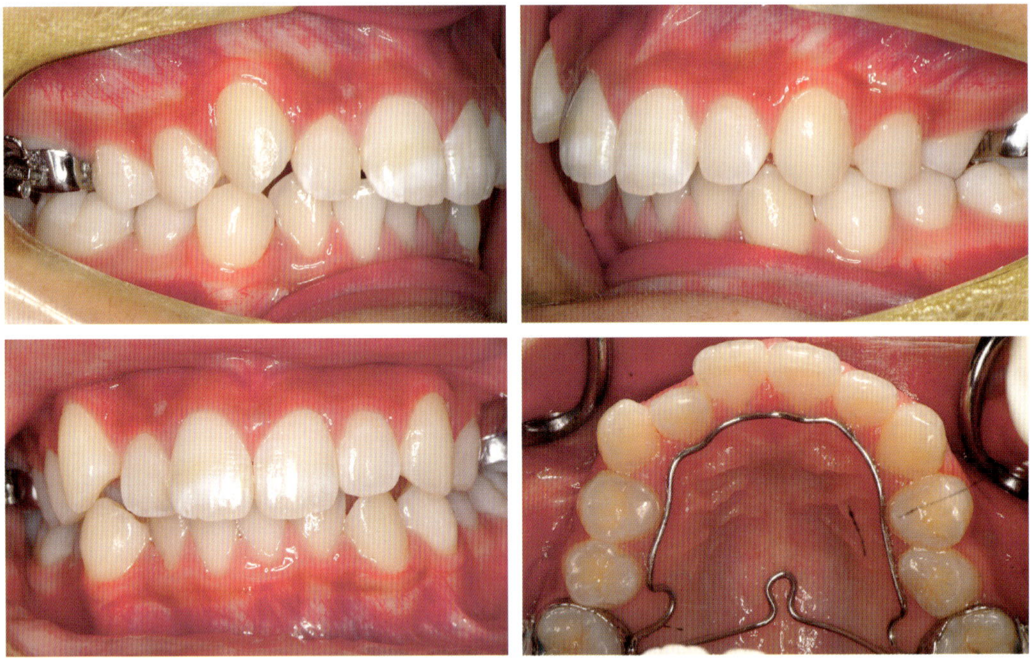

● Bonding 전의 사진. 상악에 indirect bonding을 행하기 전.

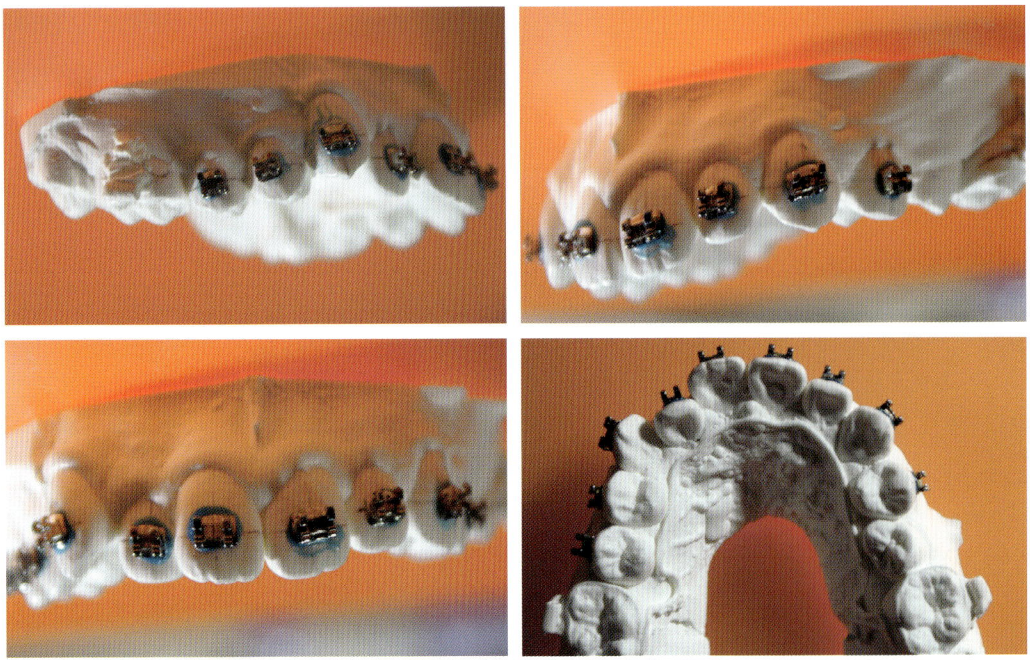

● 구강모형에 bracket positioning을 행하였다. 좌측 제2소구치는 나중에 bonding할 예정.

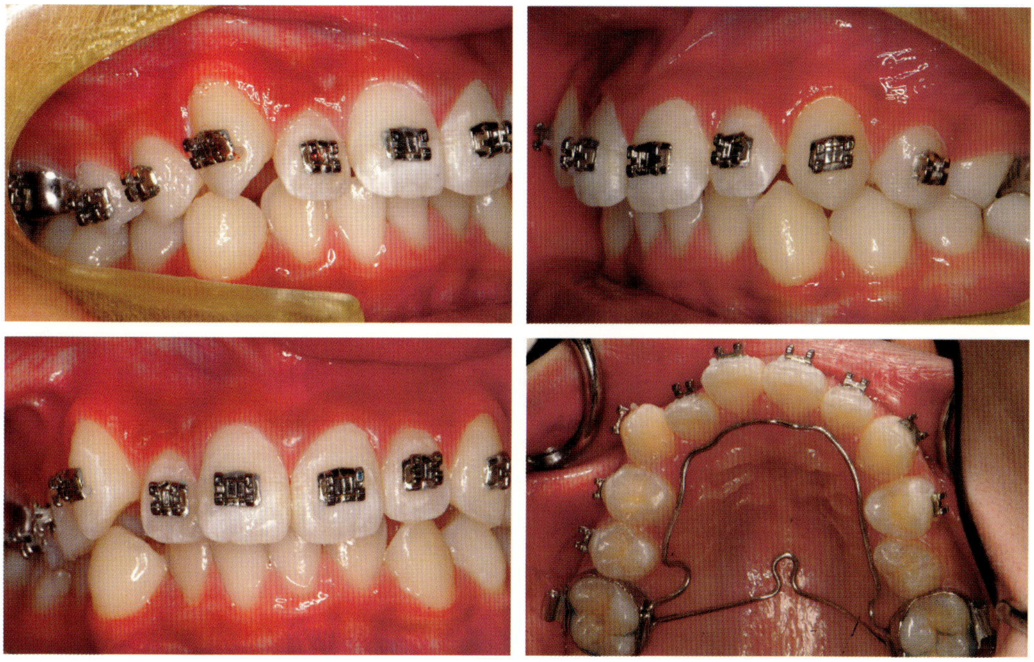

● Bonding 후의 사진. 상악에 indirect bonding을 행하였다.

증례 개요

- 본 증례는 상악 전치부 경도의 총생과 좌측 제2소구치의 rotation이 있는 증례로서 발치 증례로 진단했기 때문에 고정원 강화를 위하여 trans palatal arch와 lingual arch를 병용한 장치가 장착되어 있다.
- Core는 증례 1과 마찬가지로 좌우측 견치간과 제1소구치와의 사이를 분할하여 사용하였다.
- 좌측 제2소구치가 rotation 되어 있어서 적절한 위치에 bracket을 붙일 수 없기 때문에 제1소구치의 발거 후 제2소구치에 direct bonding을 행하기로 하였다.
- 또한 모형상에 고정원 강화 장치가 충실하게 재현되지 않는 경우가 많기 때문에 occlusal stopper나 core 본체의 구개측 변연은 고정원 강화장치보다 교합면측으로 배치시키는 것이 좋다.
- Metal bracket의 모형상에서의 가착은 Semiadhesive(Shofu)를, 치면에서의 접착에는 Beauty Ortho Bond(Shofu)를 사용하였다.

증례 3 하악에 심미적인 bracket을 장착한 교합이 깊은 증례

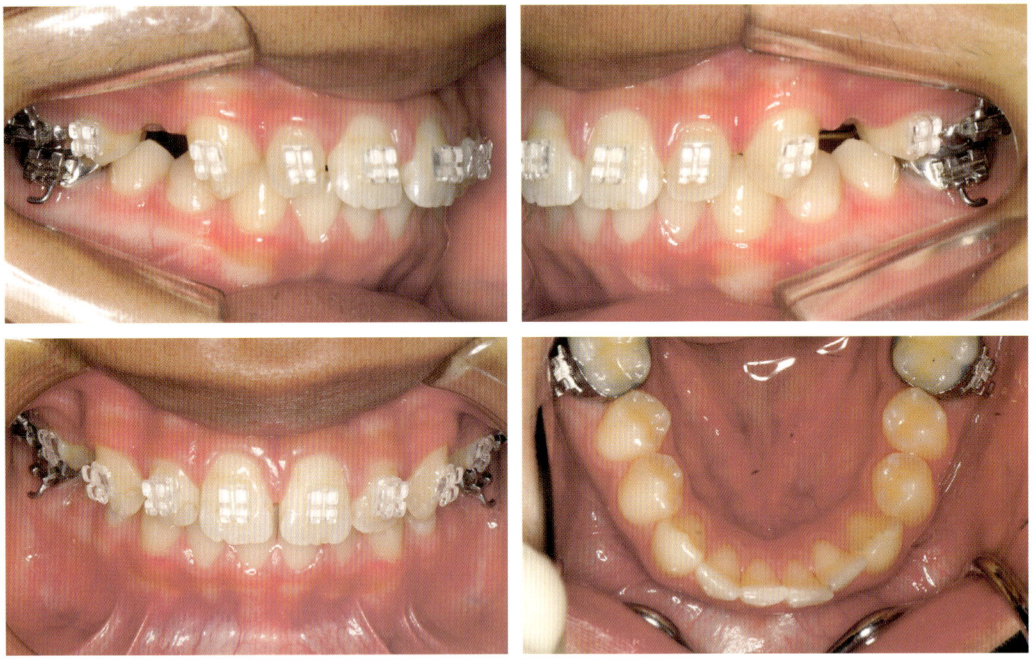

● Bonding 전의 사진. 하악에 indirect bonding을 행하기 전.

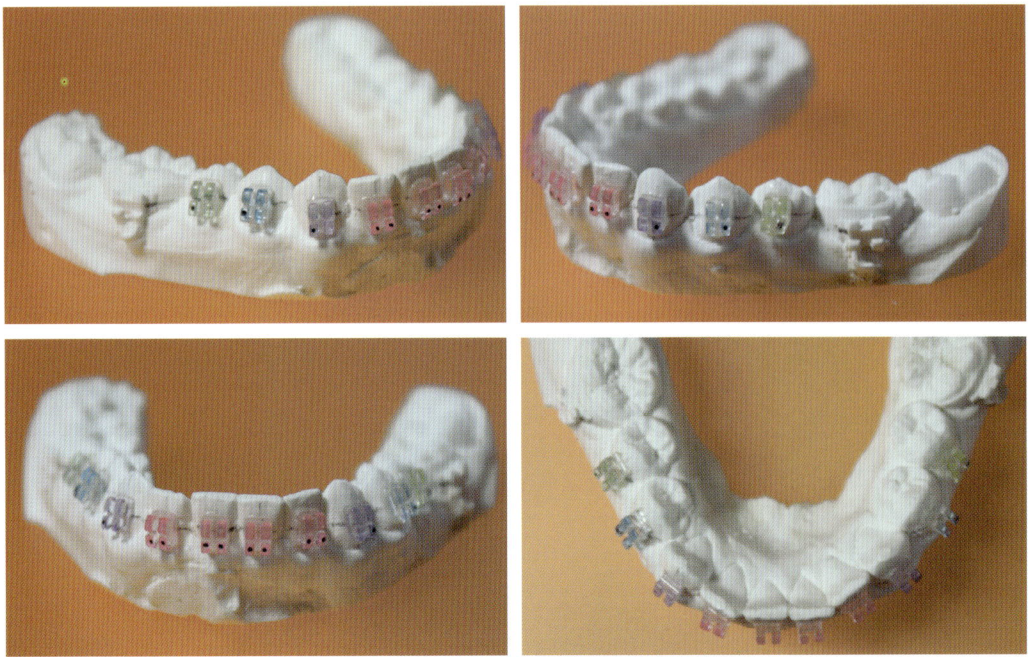

● 구강모형에 bracket positioning을 행하였다.

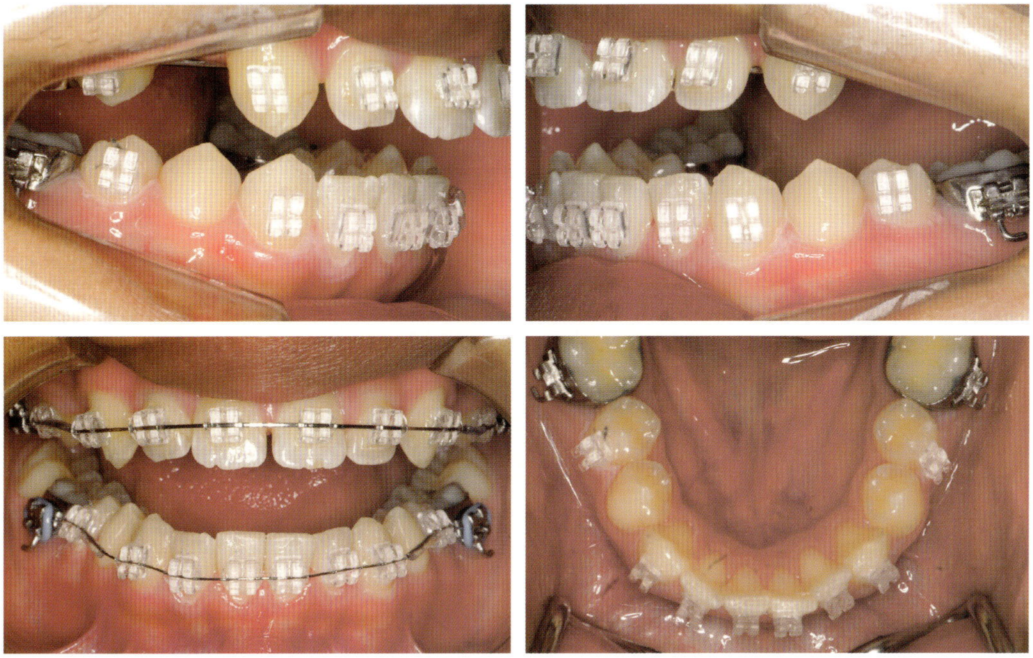

● Bonding 후의 사진. 하악 제1소구치는 타 치과에서 발거하기로 하여 bonding을 행하지 않았다.

증례 개요

- 본 증례는 타 치과에서 하악 제1소구치를 발거하기로 하였기 때문에 core에 bracket을 포함시키지 않았고 실제로 해당부의 bonding은 행하지 않았다.
- 하지만 bite가 깊기 때문에 bracket의 배치가 어려운 증례이다. Core는 좌우측 견치와 제1소구치 사이를 분할하여 사용하였다.
- 주의사항으로는 하악 제1대구치의 position을 참고로 모든 치아의 bracket height를 좀 더 깊게 설정하지 않으면 안 된다는 것이다. 이런 경우 상악의 모형을 미리 준비해두지 않으면 적절한 core의 제작이 불가능해진다.
- 심미적인 bracket의 모형상에서의 가착에는 Beauty Ortho Bond(Shofu)를, 치면 접착에는 Beauty Ortho Bond의 Salivatect(Shofu)를 사용하였다.

증례 4 하악에 metal bracket을 장착하고 전치부만을 배열한 증례

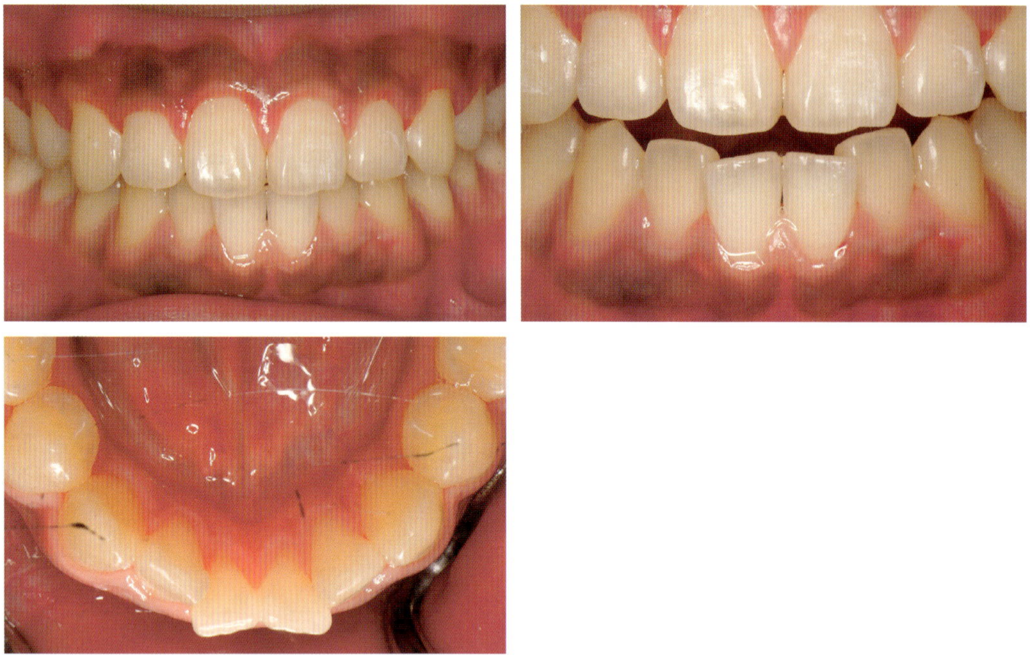

● Bonding 전의 사진(하악 6전치에 indirect bonding을 행하기 전). 하악에 indirect bonding을 행하였다.

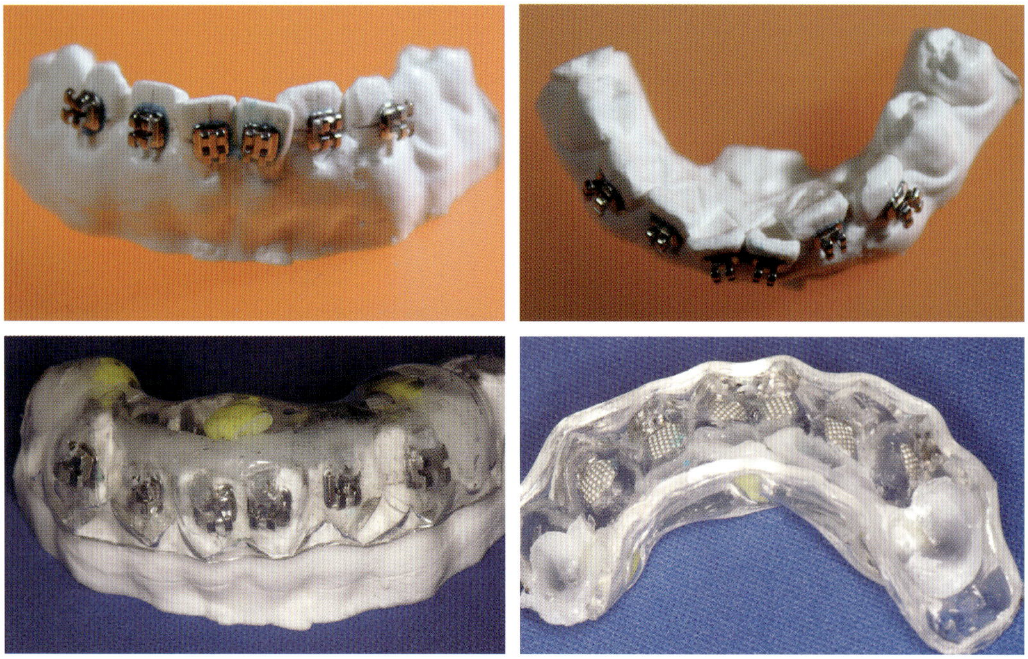

● 구강모형에 bracket positioning을 행하고 core를 제작하였다.

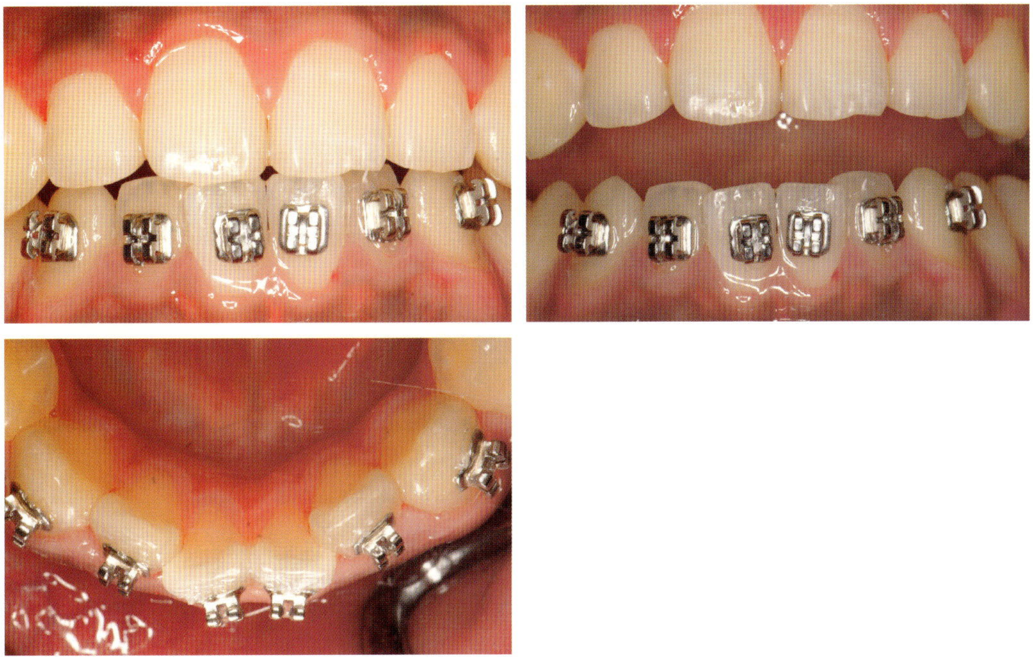

● Bonding 후의 사진. 하악에 indirect bonding을 행하였다.

증례 개요

- 본 증례는 하악 전치부에 경도의 총생이 있는 증례로 피개가 비교적 얕았기 때문에 positioning을 행하는 데 있어서 제약은 없었다.
- Core의 분할은 행하지 않았다.
- 주의사항은 증례 1과 마찬가지로 전치부의 압접방법이다. 전치부에는 6개의 bracket이 들어 있고, 이 모두를 동시에 압접하지 않으면 안 되므로 손가락의 배치(압접방법)가 중요하다.
- Metal bracket의 모형상에서의 가착은 Semiadhesive(Shofu)를, 치면의 접착에는 Beauty Ortho Bond(Shofu)를 사용하였다.

제9장 Core를 제작하기 전-실패를 피하기 위한 노하우

증례 1 하악 우측 중절치를 발거할 증례

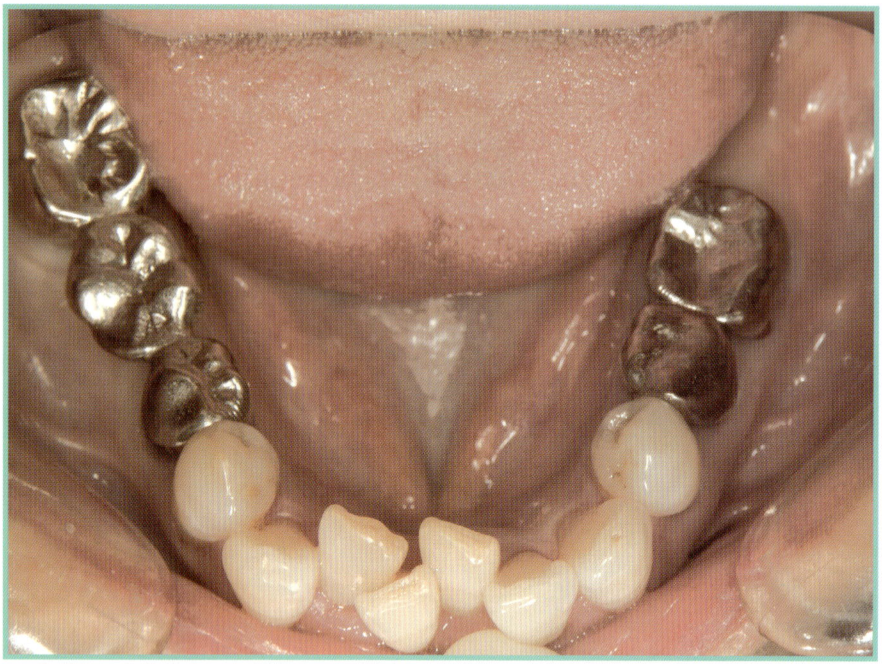

성공을 위한 key point

- 증례는 宮崎県都城市의 土持朝清선생님께서 제공해 주셨다.
- 사진에서와 같이 발거 예정인 하악 우측 중절치 때문에 우측 측절치와 좌측 중절치의 bracket을 적절한 위치에 붙일 수 없게 되어 있다.
- 우측 중절치를 발거한 후 core의 인상을 채득하게 되면 indirect bonding용 core가 완성될 무렵에는(불과 1주간 정도이지만) 우측 측절치와 좌측 중절치가 움직여서 모형상의 positioning을 재현해내기 어려우리라 예상된다.
- 그러므로 우선 core의 인상을 채득하고 석고모형상에서 우측 측절치를 삭제하여 통법에 의해 core를 제작한다.
- Core가 완성된 후 환자를 내원시켜 우측 중절치를 발거하고 지혈된 후에 indirect bonding을 행하면 된다.

증례 2 하악 전치에 총생이 있는 비발치 증례

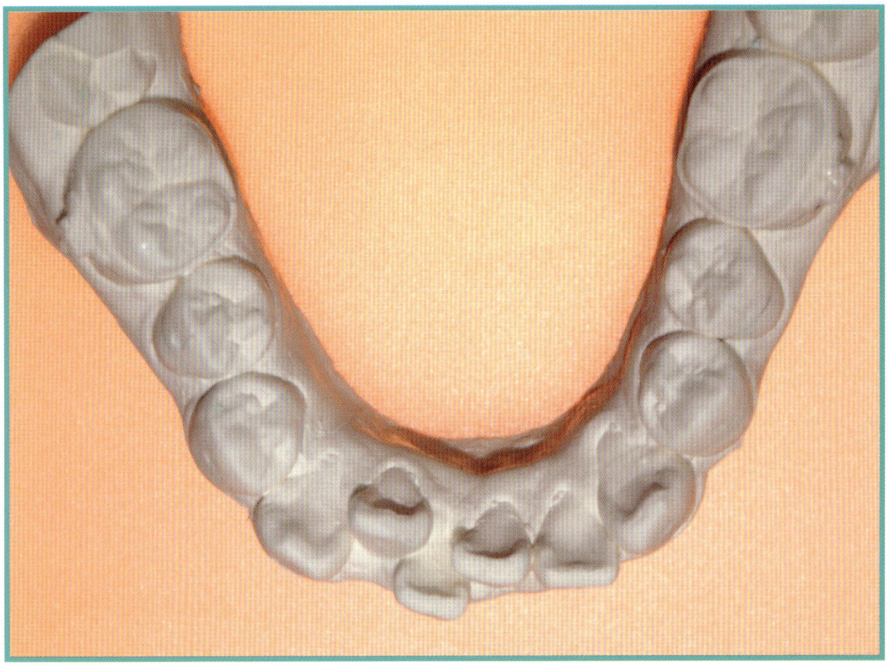

성공을 위한 key point

- 사진에서 보듯이 하악 우측 측절치가 설측전위되어 있는 증례이다.
- 우측 측절치에 처음부터 bonding을 할 것인지 아니면 공간을 만든 후 bonding할 것인지를 우선 판단해야 한다.
- 전자의 방법을 택한다면 indirect bonding용 core를 제작할 때 우측 측절치부의 1차 core의 두께가 너무 두꺼워지지 않도록 배려할 필요가 있다.
- 또한 bonding 시에는 우측 측절치부의 치면에 대한 압접이 불충분해지기 쉬우므로 주의해야 한다.
- 후자의 방법을 택한다면 다른 절치의 positioning을 참고로 하여 direct bonding을 행하면 된다.

증례 3 상악 전치에 총생이 있는 비발치 증례

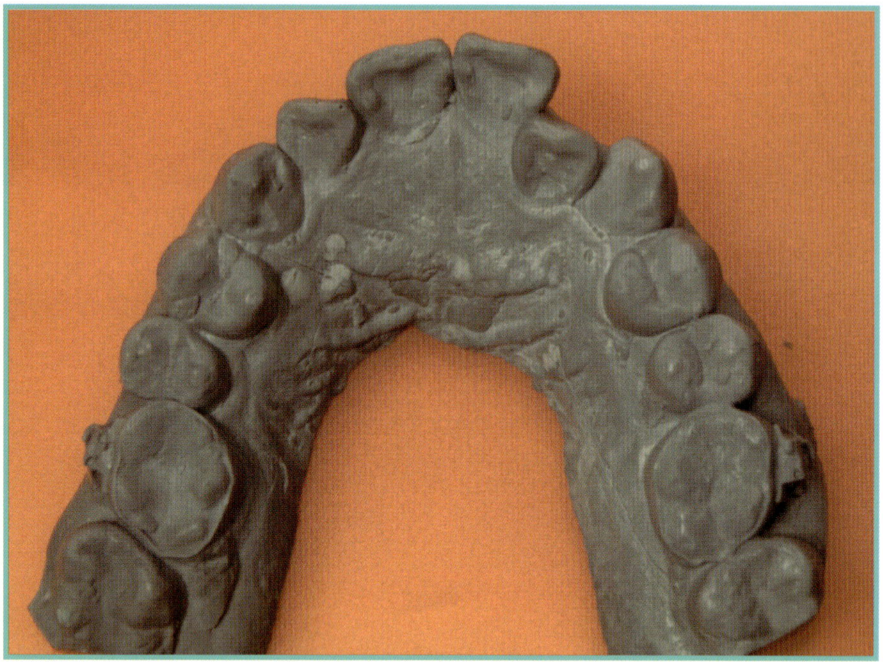

성공을 위한 key point

- 사진에서 보듯이 상악 좌측 측절치가 구개측으로 전위되어 있는 증례이다.
- 주의사항은 증례 2에서와 같다.
- 구개측 전위가 발생되어 있는 부위는 하악 전치와 cross bite가 되어 있는 경우가 많다. 이런 경우에는 반드시 하악 치열의 인상도 채득하여 구개측으로 전위된 치아에서 bonding 이 가능한 영역을 확인할 필요가 있다.

증례 4 상악 전치에 총생이 있는 발치 증례

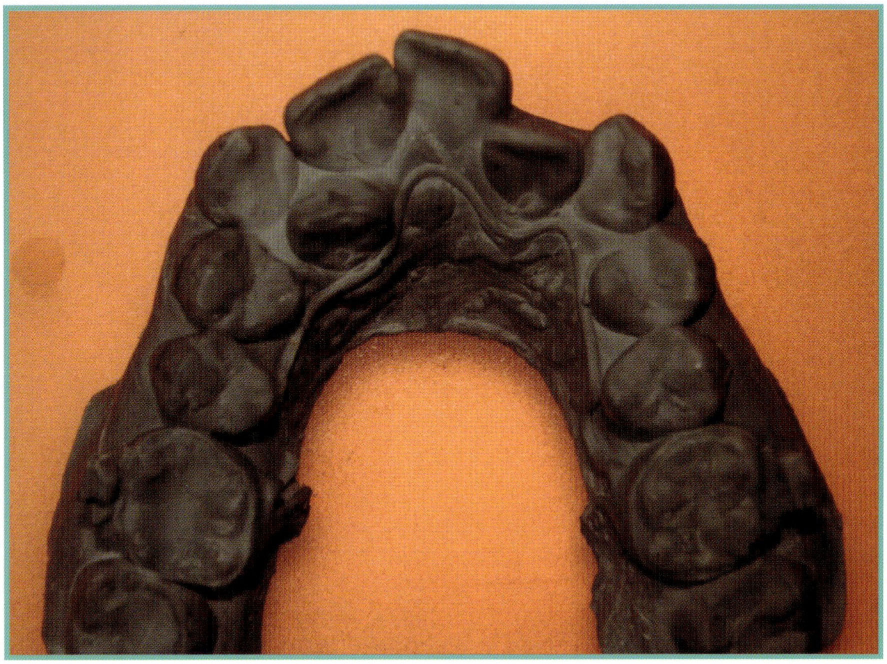

성공을 위한 key point

- 사진에서와 같이 상악측절치가 구개측으로 전위된 증례이다.
- 좌측 측절치에서의 주의사항은 증례 2 및 증례 3과 동일하다.
- 우측 측절치에 있어서는 소구치 발거 후 견치의 원심이동을 행하고, 측절치를 순측으로 이동시킬 수 있게 된 시점에서 좌측측절치의 bracket positioning을 참고로 하여 direct bonding을 행하면 된다.
- 또한 필자는 발거예정인 제1소구치에도 발치를 용이하게 할 목적으로 값이 싼 bracket을 붙여서 초기 leveling을 행하고 있다.

증례 5 교합선에 도달하지 못한 치아가 있는 증례

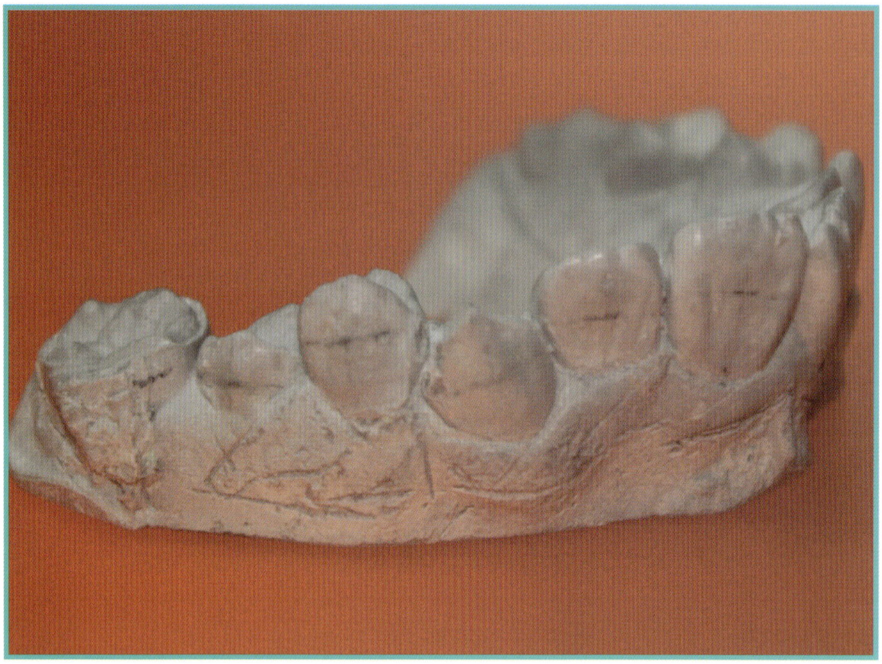

성공을 위한 key point

- 사진에서와 같이 상악 좌측 견치 및 제2소구치가 교합선에 이르지 못한 증례이다.
- 인상을 채득한 시기가 좀 빨랐을 수도 있다.
- 상악 좌측 견치 및 제2소구치의 적절한 위치에 bracket을 붙일 수 있다면 core를 제작하되 다음 내원까지의 간격을 너무 오래 두지 않는 것이 바람직하다. 왜냐하면 맹출이 진행되어 core의 적합성이 나빠지게 되기 때문이다. 반면 적절한 위치에 bracket을 붙일 수 없는 경우라면 무리하게 해당부의 core를 만들 필요는 없다.
- 이 사진의 증례라면 좌측 제1소구치만의 core, 절치부의 core 및 우측 측방치군의 core를 제작하고, 좌측 견치 및 제2소구치는 core에 포함시키지 않고 direct bonding을 행하는 편이 좋다. 그렇게 함으로써 모형상의 bracket positioning이 보다 정확하게 구강내로 반영될 수 있다고 생각한다.

증례 6 하악 제2소구치가 rotation 되어 있는 증례

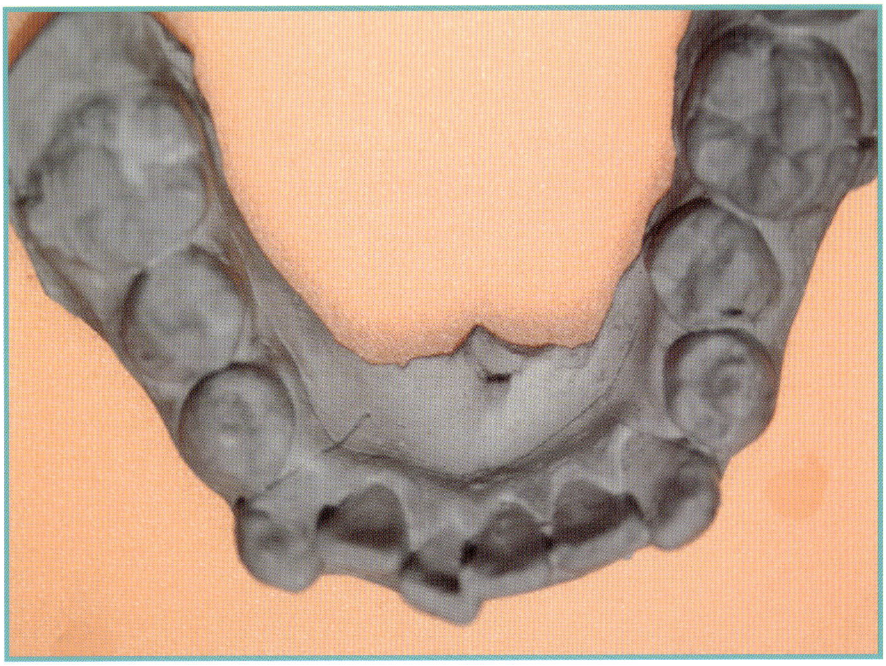

성공을 위한 key point

- 사진에서와 같이 하악 좌측 제2소구치가 rotation 되어 있는 증례이다.
- 사진에서도 알 수 있는 바와 같이 하악 좌측 제2소구치에는 적절한 위치에 bracket을 붙일 수 없는 상황이다.
- 이러한 경우 좌측 제2소구치에는 rotation을 수정할 수 있는 적절한 위치에 일단 bracket을 붙여서 core를 제작한다.
- Leveling을 진행하여 rotation이 어느 정도 개선되면 나중에 bracket을 다시 붙이면 된다.

찾아보기(국문)

- 전편을 통하여 자주 등장한 용어(예: indirect bonding, direct bonding, bonding 등)는 생략하였다.
- 도표 설명 중의 용어는 찾아보기에서 제외하였다.
- 특정 용어에 부수되는 관련용어는 특정 용어 부분에 –를 부기하였다.
- 동의어라도 본문 기술상 개별용어로 기재한 경우가 있다.
- 어깨 글자의 "人"은 人名을 나타낸다.

찾아보기(영문)

- 전편을 통하여 자주 등장한 용어(예: indirect bonding, direct bonding, bonding 등)는 생략하였다.
- 도표 설명 중의 용어는 찾아보기에서 제외하였다.
- 특정 용어에 부수되는 관련용어는 특정 용어 부분에 –를 부기하였다.
- 동의어라도 본문 기술상 개별용어로 기재한 경우가 있다.
- 어깨 글자의 "人"은 人名을 나타낸다.

■ 저자약력 ■

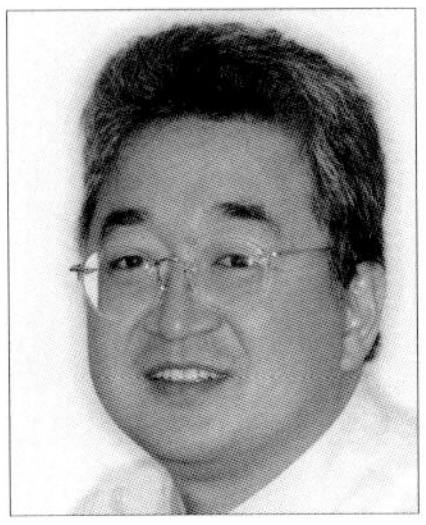

Yasuda Yoshitaka (保田好隆)

歯学博士、日本矯正歯科学会指導医、認定医

1985　大阪歯科大学卒業

1985　大阪大学歯学部歯科矯正学講座入局

1993　大阪逓信病院（現NTT西日本大阪病院）歯科口腔外科

1997　大阪大学歯学部助手（歯科矯正学講座）

1998　大阪大学歯学部付属病院講師

2000　大阪大学歯学部助教授（歯科矯正学講座）

2003　保田矯正歯科 勤務

2005　国立大学法人大阪大学招聘教員

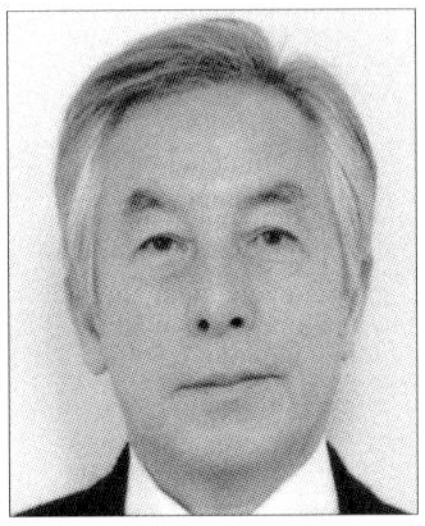

Shirasuka Naoki (白須賀直樹)

医学博士、日本矯正歯科学会認定医、日本成人矯正歯科学会認定医

1967　東京歯科大学卒業

1976　柏市 柏歯列矯正 center 開設

1996　韓國 延世大學校 齒科大學 矯正科 外來副敎授

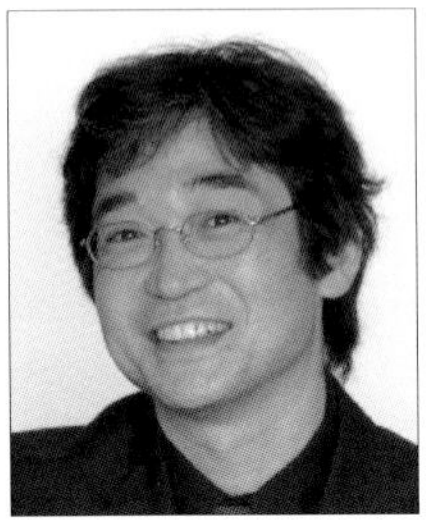

Yasuda Yoshihide (保田好秀)

歯学博士、日本矯正歯科学会認定医

1981　大阪歯科大学卒業

1981　大阪大学歯学部歯科矯正学講座入局、同大学院入学

1985　大学院卒業、奈良県立医科大学口腔外科助手

1986　大阪大学歯学部付属病院医員

1988　西宮市 保田矯正歯科 開院

2000　大阪大学大学院歯科研究科顎顔面口腔矯正学教室非常勤講師

2002　JIADS LOT course 講師

협력자

Sakamoto Yuuichi (坂本雄一)

坂本歯科医院

(鹿児島県薩摩川内市)

Tsuchimochi Tomokiyo (土持朝清)

土持歯科Clinic

(宮崎県都城市)

■ 역자약력 ■

백 철 호

-서울대학교 치과대학 졸업
-일본 TSURUMI 대학 교정과 수련 및 박사 취득
-미국 캘리포니아 주립대학 샌프란시스코(UCSF) 교정과 방문교수
-대한치과교정학회, 일본치과교정학회 인정의
-미국 ANGLE SOCIETY 정회원
-한국임상교정치과의사회(KSO) 회장
-미국 UCLA, UOP 교정과 객원교수
-서울대학교, 단국대학교 치과대학 교정과 외래교수
-새이(SAI)치과 원장

류 경 훈

-1992년 전남대학교 치과대학 졸업
-1992년 日本 明海大學 齒學部 齒科矯正學講座 入局
-1998년 대한치과교정학회 인정의
-1999년 日本 明海大學 齒學部 齒科矯正學講座 齒學博士
-2006년 전남대학교 치의학전문대학원 외래교수
-현 재 광주미르치과병원 교정과 원장

IDBS의 이론과 임상

발행일 2008년 6월 20일
저 자 Yasuda Yoshitaka et al.
역 자 류 경 훈 · 백 철 호
발행인 최 용 원
편 집 이 유 미
표 지 이 유 미
발행처 **대한나래출판사**
등 록 제6-0365호(1994. 12. 14)

주 소 서울특별시 동대문구 용두동 102-65
전 화 (02) 922-0840
팩 스 (02) 922-0841
이메일 dhpub@chol.com

ISBN 978-89-5741-114-8 **정가 40,000원**

www.dhpub.com